职业安全与健康防护科普丛书

消防行业人员篇

指导单位　国家卫生健康委职业健康司 应急管理部宣传教育中心
组织编写　新乡医学院 中国职业安全健康协会

总 主 编◎任文杰
名誉主编◎谢苗荣　吕国忠　张　柳
主　　编◎张　涛　吴　迪（上海消防医院）
副 主 编◎吴　迪（应急总医院）　丁　凡　徐晓燕　任厚丞

编　　委（按姓氏笔画排序）
丁　凡　王　青　王　欣　王春明　王家起　吕国忠　任厚丞
刘　波　刘　智　刘　楠　刘忠鑫　江海洋　孙　晶　李　为
李向晖　杨明光　吴　迪（上海消防医院）
吴　迪（应急总医院）　　邹元明　邹阳春　张　柳　张　涛
张宁宁　张海军　张锡刚　陈义文　陈丽娟　周　虹　姜　利
徐晓燕　鲁克宇

人民卫生出版社
·北 京·

图书在版编目（CIP）数据

职业安全与健康防护科普丛书.消防行业人员篇 /
张涛，吴迪主编 .—北京：人民卫生出版社，2022.9
ISBN 978-7-117-33525-6

Ⅰ.①职… Ⅱ.①张… ②吴… Ⅲ.①消防 – 劳动保
护 – 基本知识– 中国②消防 – 劳动卫生 – 基本知识– 中国
Ⅳ.①X9②R13

中国版本图书馆 CIP 数据核字（2022）第 160752 号

| 人卫智网 | www.ipmph.com | 医学教育、学术、考试、健康，
购书智慧智能综合服务平台 |
| 人卫官网 | www.pmph.com | 人卫官方资讯发布平台 |

职业安全与健康防护科普丛书——消防行业人员篇
Zhiye Anquan yu Jiankang Fanghu Kepu Congshu
——Xiaofang Hangye Renyuan Pian

主　　编：张　涛　吴　迪（上海消防医院）
出版发行：人民卫生出版社（中继线 010-59780011）
地　　址：北京市朝阳区潘家园南里 19 号
邮　　编：100021
E - mail：pmph @ pmph.com
购书热线：010-59787592　010-59787584　010-65264830
印　　刷：北京顶佳世纪印刷有限公司
经　　销：新华书店
开　　本：710 × 1000　1/16　　印张：14
字　　数：175 千字
版　　次：2022 年 9 月第 1 版
印　　次：2023 年 5 月第 1 次印刷
标准书号：ISBN 978-7-117-33525-6
定　　价：62.00 元
打击盗版举报电话：010-59787491　E-mail：WQ @ pmph.com
质量问题联系电话：010-59787234　E-mail：zhiliang @ pmph.com
数字融合服务电话：4001118166　E-mail：zengzhi @ pmph.com

《职业安全与健康防护科普丛书》

指导委员会

主　任

王德学　教授级高级工程师，中国职业安全健康协会

副主任

范维澄　院士，清华大学

袁　亮　院士，安徽理工大学

武　强　院士，中国矿业大学（北京）

郑静晨　院士，中国人民解放军总医院

委　员

吴宗之　研究员，国家卫健委职业健康司

赵苏启　教授级高工，国家矿山安全监察局事故调查和统计司

李　峰　教授级高工，国家矿山安全监察局非煤矿山安全监察司

何国家　教授级高工，国家应急管理部宣教中心

马　骏　主任医师，中国职业安全健康协会

《职业安全与健康防护科普丛书》

编写委员会

总 主 编 任文杰

副总主编（按姓氏笔画排序）

王如刚　吴　迪　邹云锋　张　涛　洪广亮

姚三巧　曹春霞　韩　伟　焦　玲　樊毫军

编　委（按姓氏笔画排序）

丁　凡　王　剑　王　致　牛东升　付少波

兰　超　任厚丞　严　明　李　琴　李硕彦

杨建中　张　蛟　周启甫　赵广志　赵瑞峰

侯兴汉　姜恩海　袁　龙　徐　军　徐晓燕

高景利　涂学亮　黄世文　黄敏强　彭　阳

董定龙

总序

近年来国家出台、修订了《中华人民共和国安全生产法》《中华人民共和国职业病防治法》等一系列的法律法规，为职业场所工作人员筑起一道道的"防火墙"，彰显了党和政府对劳动者安全和健康的高度重视。随着这些法律法规的贯彻落实，我国的职业安全健康工作逐渐呈现出规范化、制度化和科学化。

职业健康危害是人类社会面临的一个既古老又现代的课题。一方面，由于产业工人文化程度较低，对职业安全隐患及健康危害因素的防范意识较差，缺乏职业危害及安全隐患的基本知识和防范技能，劳动者的职业安全与健康问题十分突出；另一方面，伴随工业化、现代化和城市化的快速发展，各类灾害事故，特别是职业场所事故灾难呈多发频发趋势，严重威胁着职业场所劳动者的健康。因此，亟须出版一套适合各行业从业人员的职业安全与健康防护的科普书籍，用来指导产业工人掌握职业安全与健康防护的知识、技能，学会辨识危险源，掌握自救互救技能。这对保护广大劳动者身心健康具有重要的指导意义。

本丛书由领域内专家学者和企业技术人员共同编写而成。编写人员分布在涉及职业安全与健康的各行业，均为长期从事职业安全和职业健康工作的业务骨干。丛书编写以全民健康、创造安全健康职业环境为目标，紧密结合行业的生产工艺流程、职业安全隐患及职业危害的特征，同时兼顾职业场所突发自然灾害和事故灾难情境下的应急处置，丛书的编写填补了业界空白，也阐述了科普对职业健康的重要性。

　　本丛书根据行业、职业特点，全方位、多因素、全生命周期地考虑职业人群的健康问题，总主编为新乡医学院任文杰校长。本套丛书分为八个分册，分册一为消防行业人员篇，由应急总医院张涛、上海消防医院吴迪主编；分册二为矿山行业人员篇，由新乡医学院任文杰、姚三巧主编；分册三为建筑行业人员篇，由深圳大学总医院韩伟主编；分册四为电力行业人员篇，由天津大学樊毫军、曹春霞主编；分册五为石化行业人员篇，由北京市疾病预防控制中心王如刚主编；分册六为放射行业人员篇，由中国医学科学院放射医学研究所焦玲主编；分册七为生物行业人员篇，由广西医科大学邹云锋主编；分册八为交通运输业人员篇，由温州医科大学洪广亮主编。

　　本丛书尽可能地面向全部职业场所人群，力求符合各行各业读者的需求，集科学性、实用性和可读性于一体，相信本丛书的出版将助力为广大劳动者撑起健康"保护伞"。

清华大学

2022 年 8 月

前言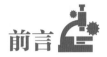

　　我国经济社会转型近三十年来，呈现出快速全球化、工业化、城镇化、人口老龄化和生活方式变化，近期又出现了国际经济社会政治矛盾的复杂变化，城市系统内主要灾害事故伤害防控体系与职业健康防护体系建设更加迫在眉睫，各种突发事件与危险社会因素对健康、伤害的影响比以往更加突出，是一个严峻的、不容忽视的社会公共卫生问题。如果不加大对安全事故伤害预防的研究与科普，社会的繁荣稳定发展受到严重挑战时会缺乏科学应对良策，不但传统的重大传染病、慢性非传染性疾病、食品药品安全、饮水安全、职业安全和环境问题继续成为重大健康危险因素，而且使国民同时面临安全事故伤害、新型传染病流行、气候环境危机等多重威胁，对保障国民健康带来新的压力和挑战。近十余年来，我国伤害研究工作取得了一些进展，但还没有全面深入开展系统性的职业健康伤害预防控制建设。

　　因此，加强对主要灾害事故伤害防控机制的研究十分必要，职业安全与健康防护科普工作也具有重要的意义！灾害环境下如何在现场提供紧急医学救治与职业健康防护，一直是综合消防救援领域与人道救援领域里的重要内容。

在新型传染病流行、全球气候变化等复杂情况下，灾害医学紧急医疗救助、人道救援、公共卫生防疫与职业健康防护会是今后的研究重点。加强专业救援人员、社会志愿者、医务人员的科学普及教育与培训，提高全社会应急处置认知，具有重要的应用前景！

在此，感谢各位编委用1年半的时间，在抗击新冠感染疫情、救治洪灾事故的间隙，抽出宝贵的时间，无私奉献各自的知识才华与真知灼见，加入到本书的编写工作，在此向各位编委表示诚挚的感谢！

另外，还要感谢应急管理部消防救援局、森林消防救援局、应急总医院、各消防总队医院为教程出版工作提供的支持和帮助！

编者

2022 年 2 月

目录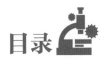

第二章

常见消防职业健康危害

第三章

消防科普案例报道

第一章

火灾应对科普知识必备

第一节 消防与安全

一、概述

"消防"的广义概念是指消除隐患，预防解决人们在生产生活过程中遇到的各类灾患，避免人身伤害与财产损失的一种综合救援行为。狭义的"消防"指扑灭火灾。

消防与安全紧密相关，是应急管理中的一项重要工作，它直接关系到千家万户的生命财产安全。消防的目的是降低火灾造成的破坏程度，减少人员伤亡和财产损失。主要包括火灾现场的人员救援，重要设施设备、文物的抢救，重要财产的安全保卫与抢救，扑灭火灾等。

消防行动主要有：①查明火情及受损情况，了解火灾现场的地形、风向，起火建筑的结构、出入口，被困人员的情况等。②实施现场指挥，组织力量迅速赶往火场，根据火灾性质选用灭火剂和消防装备，根据火场情况正确运用灭火战术，主要方法包括阻火、设立隔火带、封锁火道、扑灭余火和看守火场等。③迅速抢救被困人员，对受伤人员进行转移后送离。④及时撤离或隔离火场附近的危

险物品，防止发生次生灾害。消防使用水和化学灭火剂，利用消防车、灭火器、机动水泵等器材实施灭火。坚持先人后物、先控后灭、确保重点的行动原则。

消防灭火工作以专业消防力量为骨干，消防工作在指导思想上，要把预防火灾放在首位，从人力、物力、技术、管理、社会理念等多方面充分做好预防准备工作。全民全社会掌握一定的消防知识、提高消防技能具有重要的意义和价值，消防安全教育是国家学生安全素质教育的重要内容，也是提升国民安全素质的基础工程，需要充分科学普及。

二、消防的发展历史

新中国成立之后，各级公安机关建立了专门的消防机构，公安部于 1955 年 10 月成立了消防局，各地陆续组建了公安消防队。

1965 年 1 月 15 日，国防部、公安部、内务部、财政部、国家编委联合发通知指出：全国公安消防队伍自 1965 年 5 月 1 日起实行义务兵役制，服役期限为 5 年。实行义务兵役制后，公安消防部队单列编制，由国家行政经费开支。

自 1969 年 3 月 25 日，消防部队由省军区、军分区或警备区代管，服役期由 5 年改为 3 年。

1973 年 10 月 15 日，国务院、中央军委规定：自 1973 年 12 月 1 日起，公安消防队伍由公安机关统一领导，公安消防队伍的征兵退伍，随同全国年度征兵命令由省军区、军分区或警备区一并负责代征代退。消防民警提为干部时，办理退伍手续，转为公安干部。消防民警的服役年限由 3 年改为 5 年。公安消防队伍单列编制，仍由行政经费开支。

1976 年 10 月，国务院、中央军委决定消防中队干部实行现役制，使队伍的正规化建设向前迈进了一步，给消防工作带来了新的转机。

1982 年 6 月 19 日，公安消防部队作为公安机关的一个警种，归属于人民武装警察部队，同时执行中国人民解放军共同条例和《中华人民共和国兵役法》《中华人民共和国现役军官法》，消防部队按照国家规定承担重大灾害事故和其他以抢救人员生命为主的应急救援工作，武警消防部队执行中国人民解放军的条令条例和供给标准，消防部队人员配额为国家兵役编制，享受解放军的同等待遇，人员工资服装生活费由国防经费支出，所需消防车辆及装备器材等消防业务经费由所在地方财政开支。消防内部结构分为：公安部消防局、省消防总队（消防局）、市消防支队（消防分局）。支队下属大队，大队下属各中队，以街道名称命名。

党的十八大以来，以习近平同志为核心的党中央对应急管理工作高度重视，不断调整和完善应急管理体系，应对自然灾害、突发公共卫生事件和生产事故灾难能力不断提高，我国应急管理体制机制在实践中充分展现出自己的特色和优势。

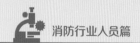
党的十九大以后，国家推进应急管理体制深化改革、组建国家综合性消防救援队伍，公安消防部队、武警森林部队转制后，同安全生产等应急救援队伍一并作为综合性常备应急骨干力量，纳入应急管理部管理。应急管理部成立后，承担防范化解重大安全风险、及时应对处置各类灾害事故的重要职责，担负保护人民群众生命财产安全和维护社会稳定的重要使命。综合性消防救援队伍建设和应急管理工作改革是推进国家治理体系和治理能力现代化的一次深刻变革，具有重要的历史意义！

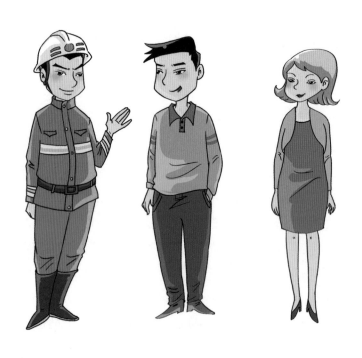

三、消防与安全理念的发展

我国是生产安全事故伤害情况严重的国家之一，生产安全事故死亡人数、伤残人数、经济损失的绝对数值与事故发生频次居高不下，造成巨大损失。其中消防安全与热烟气的毒害直接相关，包括：缺氧、高温气体对呼吸道的热损伤和烟尘对呼吸道的堵塞作用。消防安全中火灾中人员死亡的原因，因烟气和毒气直接致死的占 40%，加上由于中毒晕倒后被烧身亡的，则占一半以上。

世界卫生组织在 1989 年指出，全世界每年约有 18 万安全事故死亡病例，有 1.1 亿人在工伤事故中受伤。1989 年美国职业伤害死亡率最高的行业是矿业开采、建筑业、交通与公共服务事业、农业和渔业。消防与上述这些职业伤害及生产事故救援都直接或间接相关。

随着发达资本主义国家城镇化、工业化、信息化的进程与社会进步发展，消防安全机制研究的成果应用于工业、卫生、经济、立法、监督等社会生活的各个方面，世界主要发达国家的各类消防安全死亡人数、伤残人数、经济损失的绝对数值与事故发生频次已经控制在相对较低水平，呈随机低水平散点分布。但交通事故伤害、火灾等还未能根本控制，自杀、社会恐怖事件、枪击等新型伤害事件又呈现此起彼伏态势，提示消防安全与相关伤害防控机制研究仍未完善，任重而道远。

1997 年 8 月后，矿山等企业行业重大安全事故报告逐步由低效的手工统计转为计算机报告，并由国务院下属国家安全监督管理总局直接负责。新的火灾统计方法也于 1997 年由公安部施行。国家统计局定时发布年度统计公报、人口普查、基本单位普查、经济普查、工业普查、农业普查、三产普查、科技经费投入、地区生产总值能耗、污染源普查等项目数据。从政府层面上已经将消防安全纳入全国社会、经济、卫生发展战略高度上去考虑防控机制。消防安全与伤害预防研究还没有在机制上完全阐明，亦需要随着社会科技的进步发展，应当利用消防工程学、灾害医学、社会科学、人口学、统计学等科学知识和方法，利用新

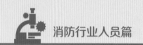

技术，整合开展综合科学研究，阐明消防救援的综合预防控制机制。

四、消防安全常识

（一）火灾的燃烧条件

火灾的发生，需要有着火源和助燃物。可燃物包括：木材、纸张、汽油、酒精等，空气是主要的助燃物。电器开关、电器短路、电火花、炉火、烟头等，是常见的着火源；雷电火花往往是古建筑、森林的着火源。上述三个条件在燃烧过程中缺一不可，统称燃烧三要素，是发生燃烧的三个必要条件。

（二）消防灭火的基本原理

1. **控制可燃物** 在可能的情况下，用难燃和不燃材料代替易燃材料；对工厂中易产生可燃气体的地方，可采取通风措施加以排除；对生产可燃气体和液体的设备，应尽可能防止可燃物的跑、冒、滴、漏现象发生。

2. **隔绝空气** 涉及易燃易爆物质的生产过程，应在密闭设备中进行；对有异常危险的，要充惰性气体进行保护；对某些特殊物质，应隔绝空气贮存，例如硝存于煤油中，磷存于水中等。

3. **消除着火源** 在易产生可燃性气体的场所，采用防爆电器，同时禁止一切火种。

（三）灭火的基本方法

1. **隔离法** 将尚未燃烧的物质移走，使其同正在燃烧的可燃物分开，燃烧得不到足够的可燃物，火就会熄灭。如切断可燃气来源、移走剩余的可燃液体等。

2. 窒息法 窒息法就是隔绝空气，使可燃物得不到足够的氧气而停止燃烧。例如用不燃或难燃的物质捂盖燃烧表面，用水蒸气或惰性气体灌注容器设备，封闭起火的建筑和设备的孔洞，用泡沫覆盖燃烧表面等。

3. 冷却法 即把燃烧着的物体温度降低，当可燃物的温度低于其燃点时，燃烧便停止。如用水扑灭火灾时，主要是冷却法起作用。

4. 抑制法 这种方法的原理是使灭火剂参与到连锁反应中去，使燃烧过程中产生的自由基消失，而形成稳定的分子或低活性的自由基，使连锁反应中止。

（四）火焰的分层

在气相物质中的燃烧均可产生火焰。某些固体，如木炭、金属燃烧时，则仅有发光发热，而不产生火焰。火焰通常从外到内分为三层：①外焰：可燃气体与空气接触、混合、充分燃烧，温度最高，但不明亮，呈淡蓝色。②内焰：可燃气体不完全燃烧，伴有炭粒形成的部分，明亮、橙黄色，温度稍次于外焰。③焰心：可燃物质受热分解、蒸发、熔融气化而未燃烧的部分，暗区，温度最低。火焰的长度与方向受可燃气体喷射的速度和方向影响，而且气体喷射的速度越高，火焰也越长。当外界空气流动形成风时，火焰的方向随风向改变；当外界空气流速大，形成乱流时，火焰的长度几乎形成定值。几种可燃物质的火焰温度如下：酒精1 700℃，蜡烛1 400℃，乙炔和氧气3 800℃，一氧化碳和氧气2 600℃。

（五）燃烧的类别

1. 点燃或引燃　大多数火灾就是通过这种着火方法发生的，指可燃物的局部地区受到火花、炽热物体、引燃火源等明火源加热着火，然后依靠燃烧波传播到整个可燃物中去。

2. 自燃　是没有明火直接作用，由于体系内发生了某种物理化学过程，从而产生热量，使体系温度升高，或由于外界加热引起燃烧的过程。自燃具有隐蔽性，着火前一般不易发现。

（六）火灾的阶段划分

火灾通常经历三个阶段：着火过程，火灾旺盛阶段，火灾衰减、熄灭阶段。①着火过程：明火、高温物体的表面摩擦、电火花、聚焦的日光、缓慢氧化积蓄的热量、闪电或雷击等均可成为引发着火过程的"源头"。工业和民用建筑物中常见可燃物的燃点如下：木材300℃，纸130℃，汽油280℃，布200℃。②火灾旺盛阶段：从着火到形成火灾，通常需5～15分钟，有时会更快或更慢。这一过程中燃烧是局部的，升温也不同步。着火以后，灾区内的可燃物燃烧，进入火灾的旺盛阶段。随着可燃物种类、数量、供氧情况不同，火灾以不同方式持续，对建筑物造成不同程度的损害。其间可以有闪燃、持续燃烧、阴燃、间歇式热冲击等几种燃烧形式。③衰减、熄灭阶段：火灾在持续了一段时间之后，由于可燃物烧光或供氧缺乏，或各种消防扑救方式的应用，火势逐渐减弱或熄灭，灾区内温度慢慢下降，表明火灾进入衰减、熄灭阶段。不适时敞开或因烘烤引起坍塌，可使已近熄灭的火灾重新抬头。火灾的衰减、熄灭阶段虽然已近火灾尾声，但是由于消防射水的骤然冷却及结构应力应变等影响，建筑物随时可能坍塌，可能造成重大损失和伤亡，必须加以预防。

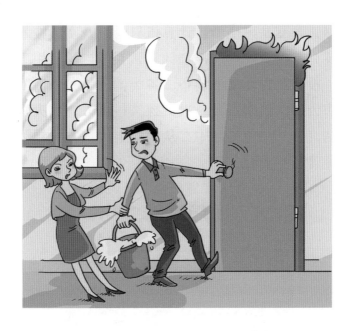

（七）预防与管理

随着社会和经济的发展，火灾防治的水平不断提高，难度不断增加，工程应用研究也不断深入，这一过程中，人们进一步认识到减少火灾损失需要科学技术，这既包括先进的监测和扑救装备，也包括防火设计的科学化和合理化，还包括防火扑救力量的合理调配和使用，而这一切都依赖于对火灾规律的科学认识。在与火灾长期斗争的实践中，人们逐渐认识到有必要建立训练有素的防火、灭火队伍及其管理机构，所有人员必须遵守国家有关消防法律、法规和公司制定的消防管理规定，严格维护消防设备，并定期进行测试检查，保证设备完好及使用正常。防火灭火很大程度上依赖于灭火工具，因而消防设备研制为人们所重视。21世纪以来，许多现代建筑中开始采用自动水喷淋灭火系统，利用飞机进行灭火和营救、化学药剂灭火等等，而且随着科学技术的进步，消防安全措施还将进一步得到改进和发展。现代科学技术

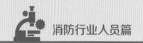

的迅猛发展，尤其是燃烧学、计算机科学以及实验技术等的长期积累和日臻完善，无线电遥控和计算机系统广泛应用于火灾的探测、监控、报警和自动喷淋装备、各类消防水枪、消防炮、自动操作的消防云梯、消防平台、火灾探查机器人、灭火机器人等都在广泛研制、生产和使用之中，从学科上为火灾机制和规律的研究及其发展奠定了基础。

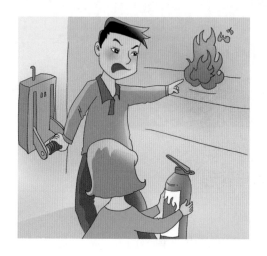

 第二节 消防职业健康与防护

一、基本概念

（一）消防职业活动

消防职业活动包括业务训练、灭火战斗、抢险救援、社会救助及其他相关活动。

1. 业务训练　分为体能训练、专业技术和战术训练。

（1）体能训练是消防员进行的身体素质方面的训练，主要包括力量训练、耐力训练、灵敏性训练、爆发力训练、柔韧性训练、协调性训练和恢复性训练，还包括消防员在自由活动时间所进行的篮球、足球等体育活动。

（2）专业训练是消防员为熟悉、掌握、运用各种消防器材装备而进行的基本技术训练。

（3）战术训练是消防队针对灭火救援对象或不同的险情而开展的各种具有不同内容的合成性训练。

2. 灭火战斗是指消防员受理火警至灭火战斗结束整个过程的活动，包括在接到火警电话后，采取的瞭望、接警、调度、出动、侦察、战斗展开、供水、灭火、救生、破拆等各个环节的行动方式和行动规范。

3. 抢险救援是指以抢救人员生命为主的危险化学品泄漏、道路交通事故、地震及其次生灾害、建筑坍塌、重大安全生产事故、空难、爆炸及恐怖事件和群众遇险事件的救援工作，以及参与处置水旱灾害、气象灾害、地质灾害、森林、草原火灾等自然灾害，矿山、水上事故，重大环境污染、核与辐射事故和突发公共卫生事件的活动。

4. 社会救助是在社会成员由于个人原因、自然原因或社会原因生活发生严重困难时，由政府和社会对其提供基本物质保障的救助制度，是社会保障体系的重要组成部分；社会救助的领域主要包括城乡最低生活保障、农村五保供养、自然灾害救助和流浪乞讨人员救助。而我们所说的社会救助是指社会成员由于个人原因、自然原因或社会原因生活发生严重困难时，消防组织给其提供相应帮助的行为。

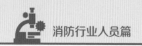

（二）消防员职业健康

人们对于健康的理解通常是指身体的无病状态，只要身体没有疾病就称为健康。20世纪80年代中期，世界卫生组织对健康定义为：健康是身体上、精神上和社会适应上的完好状态，而不仅仅是没有疾病或者不虚弱。

世界卫生组织对健康的重新定义，说明人是社会的人，医生在预防、诊断和治疗疾病的时候，不仅要考虑到身体的情况，还要考虑到社会、心理、精神、情绪等因素对人体健康的影响。世界卫生组织提出衡量健康的10项标准是：精力充沛，能从容不迫地应付日常生活和工作；处事乐观，态度积极，乐于承担任务不挑剔；善于休息，睡眠良好；适应环境，应变能力强；对一般感冒和传染病有一定抵抗力；体重适当，体态匀称；眼睛明亮，不发炎，反应敏捷；牙齿清洁，无缺损，无疼痛，牙龈颜色正常，无出血；头发有光泽，无头屑；骨骼健康，肌肉、皮肤有弹性，走路轻松。

职业生命阶段是指消防员在消防组织内工作期间的生命阶段。

（三）职业危害因素

消防职业活动中影响消防员健康的各种危害因素的统称，包括化学、物理、生物因素和其他有害因素。

1. 化学因素　主要是火灾烟气和各类事故导致的化学品泄漏。有毒烟气成分主要有一氧化碳、二氧化碳、二氧化硫、氯化氢、氮氧化物、多环芳烃、二噁英等气体和建筑材料中含有的石棉粉尘等气溶胶。道路交通事故、生产安全事故等造成的危险化学品泄漏可使消防员在实施抢险救援过程中接触氨气、氯气、硫化氢、浓盐酸、浓硫酸等。这些化学因素主要经呼吸道进入人体，部分可经皮肤吸收，进入人体后可引发急、慢性职业中毒，造成人体一个或多个系统损伤。燃烧还可使环境中的氧气含量急剧下降，引起缺氧，造成窒息。

2. **物理因素** 由燃烧的火焰、高温固体等产生的高温、热辐射可能会导致烧伤、中暑、疲劳、生理负荷增加、作业能力下降；机械撞击、摩擦、转动产生的机械性噪声，灭火用的水或泡沫等流动产生的流体动力性噪声则可引起听觉器官损伤，神经系统、心血管系统影响。

3. **生物及其他因素** 消防员在处置一些特殊事故，如核与辐射事故、生物恐怖事件、生物实验室事故等突发公共卫生事件时，如果防护不当，还可能受到电离辐射、病毒和细菌感染等。另外，消防员在执行任务或训练时，经常要在手持水枪、背负防护装备和救援工具等负重情况下，长时间保持立式、跪式、卧式等强制体位作业，或频繁进行跑动、弯腰、抬举等工作姿势改变，因此极易引起某些特定部位受到过度压迫、牵拉，造成骨折、脱臼、扭伤、拉伤和劳损等肌肉骨骼损伤。

（四）职业健康监护

以预防为目的，根据消防员的职业接触史，通过定期或不定期的医学健康检查和健康相关资料的收集，连续性地监测消防员的健康状况，分析消防员健康变化与所接触的职业病危害因素的关系，并及时地将健康检查资料和分析结果、健康评估报告给消防组织和消防员本人，以便及时采取干预措施，保护消防员健康。

1. 职业接触史是指受检者曾经和现在所从事工矿企业的工种，劳动环境，有毒有害物质的接触情况及接触时间。本标准所指的职业接触史是消防员在履行职责和任务时的工作环境、有毒有害物质的接触情况及接触时间，由于消防员接触职业危害的不确定性，更需详细记录重大火灾、抢险救援中接触有毒有害物质的种类、浓度或强度、接触时间等内容。

2. 定期健康检查是指消防员在岗期间每年 1 次的职业健康检查，不定期的健康检查主要指消防员在执行灭火战斗、抢险救援等任务后，对遭受或者可能遭受急性职业病危害的消防员进行的应急健康检查。将职业史和各种类型的职业健康检查结果进行综合分析，首先分析消防员的健康状况是否发生变化，如果发生健康损害，则需查阅其接触史，分析健康状况的变化是否与工作中接触的职业病危害因素或劳动环境有关，如果存在关系，提示消防员组织应采取干预措施，确保消防员的职业健康。

（五）职业危害防护装备

用于消除或者减少职业危害因素对消防员健康的损害或影响，达到保护消防员健康目的的装备，主要包括侦检装备、个人防护装备、洗消装备等。

1. **侦检装备**　侦检，即侦察和检验，通常用于军事领域。是指利用各种侦察技术手段，从敌方的某些迹象和各种异常情况中，力图及时准确地判明其核生化武器的编制、装备、发射基地、使用企图和袭击手段等，以因地制宜，及时采取各种有效防护措施，揭露或粉碎敌人的阴谋，减轻或避免核生化武器的杀伤破坏作用。这里所说的侦检是指利用各种侦察技术手段和检验方法，对灾害事故现场进行及时准确地判明其危害的特点，对下一步开展灭火、抢险救援和社会救助等提供技术支持，同时为采取各种有效防护措施提供依据。用于侦查和检验的设备即为侦检装备。

2. **个体防护装备** 是从业人员为防御物理、化学、生物等外界因素伤害所穿戴、配备和使用的各种个人防护用品的总称。

3. **洗消装备** 对受污染的对象进行消除沾染（去污）、消毒和灭菌的过程称为洗消，包括全部洗消和局部洗消。洗消装备是指洗消过程中使用的设备、设施、用品等。

4. **接触水平** 从事消防职业活动的消防员接触某种或多种职业危害因素的浓度（强度）和接触时间。

（六）职业病危害因素

职业病危害因素包括化学、物理、生物因素以及在职业活动中产生的其他职业有害因素。

除了生物因素进入人体的量较难估计外，物理和化学因素对人的危害一般都与接触水平有关。通常条件下，职业危害因素的接触水平是接触浓度（强度）与接触时间的乘积。消防员在从事消防职业活动中，经常会接触对健康具有急性损害的职业危害因素，如短时间大量接触氯气、硫化氢等气体，化学物质会引起急性中毒甚至电击样死亡，当处置特殊事故时如果人体一次或短时间内受到多次高剂量（1Gy 以上）的全身核辐射可能引起外照射急性放射病，作业现场出现爆炸等特殊情况时，高强度的噪声可能会引起听力丧失，甚至造成爆震性耳聋。长期低浓度（强度）接触某种或多种职业危害因素可能会造成慢性健康损害。因此，应加强消防员的个人防护，降低消防员实际接触的职业危害因素浓度（强度），并尽可能减少接触时间，从而从总体上使消防员的职业危害因素接触水平降至职业接触限值以下。

（七）抢险救援

以抢救人员生命为主的危险化学品泄漏、道路交通事故、地

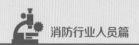

震及其次生灾害、建筑坍塌、重大安全生产事故、空难、爆炸及恐怖事件和群众遇险事件的救援工作，以及参与处置水旱灾害、气象灾害、地质灾害、森林及草原火灾等自然灾害，矿山、水上事故，重大环境污染、核与辐射事故和突发公共卫生事件的活动。

（八）风险

特定危险情况发生的可能性和后果的组合。

风险是某种可预见的危险情况发生的概率及其后果的严重程度这两项指标的总体反映，是对危险情况的一种综合性描述。危险情况有两个主要特性：可能性和严重性。可能性是指危险情况发生的概率；严重性是指危险情况一旦发生后，将造成的人员伤害和经济损失的大小和程度。

消防组织应对风险进行管理，包括对风险的量度、评估和应变策略。理想的风险管理，是一连串排好优先次序的过程，使当中的可以引起最大损失及最可能发生的事情优先处理，而相对风险较低的事情则压后处理。

现实情况里，优化的过程往往很难决定，因为风险和发生的可能性通常并不一致，所以要权衡两者的比重，以便做出最合适的决定。

风险管理亦要面对有效资源运用的难题。这牵涉到机会成本的因素。把资源用于风险管理，可能使能运用于有回报活动的资源减低；而理想的风险管理，正希望能够花最少的资源去尽可能化解最大的危机。

（九）密闭空间

与外界相对隔离，进出口受限，自然通风不良，足够容纳作业人员进入并从事非常规、非连续作业的有限空间（如炉、塔、罐、烟道、下水道、沟、坑、井、池、涵洞、船舱、地下仓库、储藏室、地窖、谷仓等）。

1. 常见的密闭空间有三类

（1）**封闭、半封闭设备：**船舱、储罐、反应塔、冷藏车、沉箱及锅炉、压力容器、浮筒、管道、槽车等。

（2）**地下密闭空间：**地下管道、地下室、地下仓库、地下工事、暗沟、隧道、涵洞、地坑、矿井、废井、地窖、沼气池及化粪池、下水道、沟、井、池、建筑孔桩、地下电缆沟等。

（3）**地上密闭空间：**储藏室、酒糟池、发酵池、垃圾站、温室、粮仓、烟道等。

2. 密闭空间是易造成职业中毒的作业场所，其主要有以下原因：

（1）**空间出现缺氧。**

（2）**窒息性或刺激性气体的积存：**空气中此类有害物质的浓度超过作业场所职业病危害因素接触限值，引起职业中毒。常见的窒息性气体包括单纯窒息性气体和化学窒息性气体，单纯窒息性气体如甲烷、二氧化碳、氮气，其机制为在高浓度下使空气氧分压降低，致使机体动脉血血红蛋白氧饱和度和动脉血氧分压降低，导致组织供氧不足发生窒息；化学窒息性气体如一氧化碳、氯化氢和硫化氢等，其机制是上述气体与氧化型细胞色素氧化酶三价铁结合，干扰细胞色素电子传递，使细胞呼吸链中断，组织不能摄取和利用血液中的氧，引起细胞内窒息，导致呼吸和循环中枢损害，高浓度、大剂量摄入，引起呼吸和心搏骤停，发生"闪电样"死亡。

进入密闭空间内进行作业时，需进行风险评估，首先检测其氧含量，正常氧含量为18%～22%；其次进行测爆，即密闭空间空气中可燃性气体浓度应低于爆炸下限的10%，对油轮船舶以及油

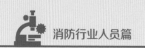
箱、油罐内空气中可燃性气体的浓度应低于爆炸下限的 1%；最后是测有毒气体，各种有毒气体的浓度应符合 GBZ 2.1 规定的要求。

二、基本目的

职业健康保障目的是消防员在进行灭火、抢险救援、社会救助等消防职业活动时，可能接触多种职业危害因素，而其接触的职业危害因素具有多样性、不可预测性和复杂性，且现场没有设置固定的防护设施。因此，主要通过给予消防员合格的职业危害防护装备以保护消防员的健康，并对已受到职业伤害的消防员及时给予有效的医学治疗，使其尽快康复，以保障消防员的战斗力。

三、防护装备

职业危害防护装备是用于消除或者减少职业危害因素对消防员健康的损害或影响，达到保护消防员健康目的的装备，主要包括侦检装备、个人防护装备、洗消装备；个人防护装备包括基本个人防护装备和特种个人防护装备。

消防组织应当为消防员配备合理的、符合国家标准或行业标准的职业危害防护装备。无国家标准和行业标准的，应经过国家相关法定检验（检测）机构检验（检测）合格。可见国家职业危害防护装备目录。

《消防员职业健康标准》（以下简称《标准》）中规定的职业危害防护装配标准是根据对全国 10 余个消防救援总队的 70 余个消防员中队的现有配备情况及消防员对职业危害防护装备的需求调查情况，参照《城市消防站建设标准》、GA 621《消防员个人防护装备配备标准》和 GA 622《消防特勤队（站）装备配备要求》等标准确定的。各级消防组织配备的职业危害防护装备中，如有相应的国家标准或行业标准，应符合相应的标准，无国家标准和行业标准的，应经过国家相关法定检验（检测）机构检验（检测）合格，检测、检验机构主要为各级质量技术监督机构和通过国家、省（市）质量技术监督机构认证的检验、检测机构。每类防护装备的配备标准如下：

1. 侦检设备 消防组织在灭火、抢险救援时使用的侦检设备包括 13 类，其中 9 种是各级消防组织较为常用的设备，其余 4 种应用较少，包括军事毒剂侦检仪、核放射探测仪、移动式生物快速侦检仪和便携式气色谱仪等。《标准》规定所有一线消防组织应配备 9 种基本侦检设备，基本侦检设备的用途及各消防组织的配备数量见表 1-1。

表 1-1 基本侦检设备配备标准

序号	装备名称	主要用途或技术性能	配备数量	备注
1	测氧仪	在进入有限空间内进行作业时，应首先使用测氧仪测定空气中的氧含量，正常时含氧量为 18%～22%，如低于 8% 时，应配备佩戴空气呼吸器进行作业，氧含量大于 18% 时，应根据有毒气体检测结果确定是否需要佩戴空气呼吸器	<30 人 2 套 30～50 人 3 套 >45 人 4 套	如有毒探测器中配有测氧功能，可计算为相应的数量
2	有毒气体检测仪	在进入有限空间或化学品泄漏等可能存在有毒气体的现场时，应使用有毒气体探测器检测或气体检测管进行检测。该设备一般配备硫化氢、一氧化碳、氨气、氯气等感应器。该设备具有防水防爆性能	<30 人 1 套 30～45 人 2 套 >45 人 3 套	

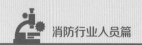

续表

序号	装备名称	主要用途或技术性能	配备数量	备注
3	可燃气体检测仪	在进入可能存在易燃易爆气体的现场时，应进行可燃气体检测。常见易燃易爆气体包括氢气、CO（包括煤气）、甲烷、乙炔、乙烯以及氯乙烯等，此外易挥发可燃液体包括甲醇、甲醚、二甲醚、苯、甲苯、汽油等 该设备可检测10种以上易燃易爆气体，技术性能应符合GB 15322.3 的相关规定	<30 人 1 套 30 ～ 45 人 2 套 >45 人 3 套	
4	气体检测管装置	用途与有毒气体探测器相同，可以相互替代。常见可用气体检测管装置进行检测的有毒物质主要有氨、氯气、硫化氢、一氧化碳、苯系物、二氧化硫、氯化氢、氟化氢、液化石油气、汽油、二氧化碳、氮氧化物、甲醇等。该设备技术性能应符合 GB/T 7230 的相关规定	<30 人 2套抽气筒，每种检测管各 50 支； 30 ～ 45 人 3套抽气筒，每种检测管各 80 支； >45 人 4套抽气筒，每种检测管各 100 支	
5	电子气象仪	在进行化学品泄漏救援或灭火作业时，应测定事故现场的风向、温度、湿度、气压、风速等气象参数，以帮助确定科学的救援方案	<30 人 1 套 ≥30 人 2 套	

序号	装备名称	主要用途或技术性能	配备数量	备注
6	红外热成像仪	用于事故现场黑暗、浓烟环境中的搜寻。该设备温差分辨率为 0.25℃，有效检测距离不小于 40m	2 套	
7	漏电检测仪	确定泄漏电源具体位置，具有声光报警功能	<30 人 1 套 ≥30 人 2 套	
8	电子酸检测试仪	在可能接触到酸碱液体时，应进行 pH 的测定，为配备相应的防护用品提供依据	<30 人 1 套 ≥30 人 2 套	
9	测温仪	测量事故现场温度。可预设高、低温危险报警	<30 人 1 套 ≥30 人 2 套	如电子气象仪能满足高温和低温的要求，可不配备

此外，消防组织应根据其所辖区域内危险源的情况及其参加灭火抢险救援的任务分配情况，选择性配备上述 4 种特殊侦检设备。省会城市和计划单列市中执行特勤任务的消防组织建议配备上述 4 种侦检设备。

2. 洗消装备　洗消装备主要是用于消防员在执行可能存在危险化学品及核泄漏事故时，对染毒区域内的消防员、消防器材、防护装备进行洗消的装备。《标准》规定一线消防组织应配备以下两种洗消装备，其设备的用途及不同规模消防组织的配备数量见表 1-2。

表 1–2　洗消装备配备标准

序号	装备名称	主要用途	配备数量
1	酸、碱洗消器及酸、碱洗消剂	对被酸性或碱性物质灼伤的部位进行清洗。如被强酸性物质灼伤，使用装有弱碱性溶液的洗消器进行清洗，如被强碱性物质灼伤，则使用弱酸性溶液进行洗消，如有被弱酸性或弱碱性物质灼伤，则可使用清水进行洗消	每辆消防车上配备两个洗消器和酸、碱洗消剂各 1 瓶
2	单人洗消帐篷及洗消剂	在消防员身体接触危险化学品后，对消防员进行洗消。洗消帐篷应配有电动充气泵、喷淋、照明等系统	<30 人 2 套 ≥30 人 3 套

此外，消防组织应调查其所辖区域内放射性危害和生物危害的情况及当地核洗消装置和生化细菌洗消装置的配备情况，消防组织可以选择性配备上述两种洗消装置或与当地拥有该设备的机构建立联络机制，以备在消防员受到上述两种危害时，能及时进行洗消。

3. **基本个人防护装备**　基本个人防护装备是消防员在训练和执行灭火、抢险救援等任务时保护自身健康必备的防护装备，《标准》规定所有一线消防员应配备以下 11 种基本个人防护装备，配备的标准见表 1–3。

表 1–3　基本个人防护装备配备标准

序号	装备名称	主要用途及技术性能	配备数量
1	消防头盔	用于训练和执行任务时头部、面部及颈部的防护。其技术性能应符合 GA 44 的要求	1 顶 / 人

续表

序号	装备名称	主要用途及技术性能	配备数量
2	消防灭火防护服	用于灭火救援作业时的身体防护，其技术性能应符合 GA 10 的要求	1 套 / 人
3	消防手套	用于训练和执行任务时手部及腕部防护，其技术性能应符合 GA 7 的要求	2 套 / 人
4	消防安全腰带	用于登高训练和执行任务及逃生自救时使用，其技术性能应符合 GA 494 的要求	1 根 / 人
5	消防员灭火防护靴	用于灭火和救援作业时小腿部和足部防护，技术性能应符合 GA 6 的要求	1 双 / 人
6	正压式消防空气呼吸器	用于缺氧或有毒现场或危险不明现场作业时的呼吸防护。技术性能应符合 GA 124 的要求	1 具 / 人
7	佩戴式防爆照明灯	用于夜间作业和在密闭空间或采光不足的场所内作业时的照明。技术性能应符合 GB 3836.3 的要求	1 具 / 人
8	消防员救护器	用于消防员在需要帮助情况下的呼救报警	1 个 / 人
9	方位灯	用于消防人员在黑暗或浓烟等环境中的位置标识	1 具 / 人
10	消防轻型安全绳	用于消防员的自救和逃生	1 根 / 人
11	消防腰斧	破拆和自救	1 把 / 人

4. 个人特种防护装备 个人特种防护装备是消防员在训练和执行灭火、抢险救援等任务中遭遇特殊职业危害时保护自身健康的防护装备。《标准》规定一线消防组织应根据其所在辖区内危险源

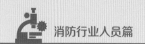

的种类及其职能，为该组织内的消防员选择性配备以下 31 种个人特种防护装备，配备的标准见表 1–4。

表 1–4　个人特种防护装备配备标准

序号	装备名称	主要用途或技术性能	配备标准
1	消防员隔热防护服	用于强热辐射场所的全身防护。其技术性能应符合 GA 88 的要求	<30 人 2 套 / 站 30 ～ 45 人 3 套 / 站 >45 人 4 套 / 站
2	消防员避火防护服	用于进入火焰区域、短时间作业时的全身防护	<30 人 3 套 / 站 ≥30 人 5 套 / 站
3	消防阻燃毛衣	用于冬季或低温场所作业时的内层防护	冬季平均温度低于 5℃的地区的所有消防组织及全部特勤站每人 1 套，其余消防组织根据作业特点选择性配备
4	阻燃头套	用于在可燃气体、粉尘、蒸汽等易燃易爆场所进行消防作业时的头颈部内层防护	<30 人 5 套 / 站 30 ～ 45 人 8 套 / 站 >45 人 12 套 / 站
5	防高温手套	用于高温作业时的手部防护	特勤站每人 1 副，其余消防组织根据作业特点选择性配备，最低不少于 5 副 / 站

续表

序号	装备名称	主要用途或技术性能	配备标准
6	内置纯棉手套	用于可燃气体、粉尘、蒸汽等易燃易爆场所进行消防作业时的手部内层防护	<30人5副/站 30~45人8副/站 >45人12副/站
7	抢险救援服	用于抢险救援作业时的身体防护	特勤站1套/人，其余消防组织根据作业特点选择性配备，最低不少于8套/站
8	抢险救援头盔	用于抢险救援作业时的头部防护	特勤站1顶/人，其余消防组织根据作业特点选择性配备，最低不少于8顶/站
9	消防护目镜	用于抢险救援作业时的眼部防护	1副/人
10	抢险救援手套	用于抢险救援作业时的手部防护	特勤站2副/人，其余消防站1副/人
11	抢险救援靴	用于抢险救援作业时足部及踝部防护	特勤站1双/人，其余消防组织根据作业特点选择性配备，最低不少于8双/站
12	普通化学防护服	用于在一般化学灾害现场作业时的躯体防护	特勤站1套/人，其余消防组织根据作业特点选择性配备，最低不少于8套/站
13	全密封化学防护服	用于重度化学灾害现场全身防护	特勤站6套/站，其余消防组织根据作业特点选择性配备

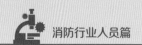

续表

序号	装备名称	主要用途或技术性能	配备标准
14	防核防化服	低剂量核辐射环境中，抵御一般性化学物质侵害的专用安全防护	距核设施及相关研究、使用单位较近的消防组织应配置
15	防化手套	用于在化学灾害事故现场作业时的手部防护	各消防组织根据作业特点选择性配备，特勤站最低不少于6双/站，其余消防站最低不少于3双/站
16	防蜂服	用于防蜂类等昆虫侵袭的专用防护	特勤站4套/站，其余消防站2套/站
17	防爆服	爆炸场所排爆作业的专用防护	承担防爆任务的消防站每站配备2套
18	电绝缘服装	用于高电压场所作业时的全身防护。服装、手套以及绝缘靴技术性能成分别符合GB/T 6568、GB/T 17622、GB 21148的要求	特勤站3套/人，其余消防站2套/人
19	防静电服	可燃气体、粉尘、蒸汽等易燃易爆场所作业时全身外层防护	<30人6套/站 30～45人10套/站 >45人15套/站
20	防静电内衣	可燃气体、粉尘、蒸汽等易燃易爆场所作业时躯体内层防护	特勤站3套/人，其余消防站2套/人

续表

序号	装备名称	主要用途或技术性能	配备标准
21	救生衣	用于水上救援作业时的专用防护。技术性能应符合 GB/T 32227 的要求	对所辖区域可能有水上救援任务的消防组织 1 套 / 人
22	消防通用安全绳	用于救援作业	<30 人 6 根 / 站 30 ～ 45 人 10 根 / 站 >45 人 15 根 / 站
23	消防 I 型安全吊带	用于消防员的单人逃生自救	<30 人 4 根 / 站 30 ～ 45 人 8 根 / 站 >45 人 12 根 / 站
24	消防 II、III 型安全吊带	消防员救援作业	<30 人 6 根 / 站 30 ～ 45 人 10 根 / 站 >45 人 15 根 / 站
25	消防防坠落辅助部件	与安全绳和安全吊带、安全腰带配套使用的承载部件	<30 人 6 套 / 站 30 ～ 45 人 10 套 / 站 >45 人 15 套 / 站
26	移动供气源	狭小空间和长时间作业时的呼吸保护	特勤站 2 套 / 站，其余消防站 1 套 / 站

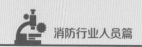

续表

序号	装备名称	主要用途或技术性能	配备标准
27	正压式消防氧气呼吸器	用于高原、地下、隧道等场所长时间作业时的呼吸保护	高原地区、所在辖区内有地铁、隧道的消防组织配备，6具/站，其余消防组织根据其作业特点选择性配备
28	强制送风呼吸器	用于开放空间有害环境中作业时的呼吸保护	特勤站3套/站，其余消防站1套/站
29	消防过滤式综合防毒面具	用于开放空间有毒环境中作业时的呼吸保护，技术性施符合 GB 2890 要求	<30人10套/站 30～45人 15套/站 >45人25套/站
30	潜水装具	用于水下救援作业时的专用防护	水域沿线的消防组织4具/站，其余消防组织选择性配备
31	手提式强光照明灯	用于灭火和抢险救援作业时的照明，技术性能应符合 GB 7000.13 的要求	<30人3具/站 ≥30人5具/站

四、防护要点

1. 在未经现场侦检、没有个人防护的情况下，消防员不得进入灭火、救援现场。

消防员在到达灭火、救援现场后，可利用经验或现场勘察或利用侦检设备进行现场检测等手段，综合判断现场的职业危害情况，选取并佩戴合适的个人防护装备实施灭火或救援作业。在没有进行侦检或侦检后明确需要佩戴相应个体防护装备的情况下，没有佩戴个体防护装备的消防员不得进入灭火、救援现场。

2. 侦检人员到达事故现场后应首先向知情人了解情况，或利用侦检设备进行定性、半定量、定量检测，对职业危害因素的种类进行识别。

消防员在到达火灾或其他事故现场后，首先应向包括火灾或事故的当事人、现场目击者、了解事故现场情况的企业员工或附近居民等在内的知情人了解情况，首先了解事故现场有无在受热后易爆炸的容器或物质，之后了解有无毒性较高的物质；在了解情况的同时或之后选用表 1-1 中所列出的侦检设备进行定性或半定量检测，识别事故现场存在的主要职业危害因素的种类，必要时可对现场空气中有害物质的浓度进一步进行定量检测。通常情况下，事故现场按测氧、测爆、测毒的顺序进行检测。如需进入密闭空间进行作业、救援，需首先检测密闭空间内的氧含量。正常情况下，氧含量为 18% ~ 22%，测爆时，空气中可燃性气体浓度应低于爆炸下限的 10%。如需进入密闭空间实施救援，宜按照 GBZ/T 205 执行。

3. 指挥员应根据侦检情况，及时对消防员接触职业危害因素的接触水平和危害程度进行预测，迅速将作业区域划分为危险区、安全区和警戒区，并根据岗位分工及所在区域，确定消防员的个人防护等级。

现场总指挥应根据侦检人员的侦查、检测结果，判定是否存在爆炸的可能性，如事故现场存在爆炸的危险，应及时切断危险源并对其进行灭火或冷却；在排除现场发生爆炸的可能性后，分析事故现场是否存在易造成急性中毒的化学物质或毒性较大的未知化学物质，并根据事故的规模和现场的地形、周边的建筑物、当时的风向，迅速将作业区域划分为危险区、安全区和警戒区，并确定入口和出口。危险区是直接环绕事件发生现场的区域，这个区域的范围应是以防止区域内的危险源对该区域以外的人员造成不利影响。该区域内职业危害因素浓度或强度高，或有危险化学品扩散，或伴有爆炸、火灾发生，建筑物设施及设备损坏，人员易发生急性中毒或伤害，只有参与事件处理行动，且佩戴有全套防护装备的人员才能进入这个区域。因此，一般情况下该区域内仅有佩戴相应级别个人防护装备的消防员才能进入，且在空间允许的情况下，应安排 2 ～ 3 名消防员为组进行作业。安全区是直接环绕危险区的区域，该区域内的人员和装备为进入危险区的人员提供支援。该区域内可能存在职业危害因素可能会造成人员急性中毒或伤害，进入此区域的仅限于与事件处理有关的人员，主要进行洗消作业和为危险区作业的消防员人员提供协助，该区域内的人员仅为进行洗消作业和协助危险区消防员进行救援或灭火作业的消防员，且应佩戴适当的个人防护装备。警戒区是直接环绕安全区的区域，该区域内职业危害因素的浓度或强度较低，造成人员急性中毒或健康危害的可能性较小，现场指挥部、休息区建立在此区域内。区域的外围线为警戒线，用以控制无关人员进入现场。

如事故为危险化学品泄漏事故，根据危险区化学品的性质和浓度，将其分为重度危险区、中度危险区和轻度危险区，根据不同危害程度，其相应的防护等级和防护标准见表 1–5、表 1–6。

表 1–5　防护等级划分

毒性	重度危险区	中度危险区	轻度危险区
剧毒	一级	一级	二级
高毒	一级	一级	二级
中毒	一级	二级	二级
低毒	二级	三级	三级
微毒	二级	三级	三级

表 1–6 防护标准

防护等级	防护范围	防化服	防护服	呼吸防护
一级	全身	全密封化学防护服	全棉防静电内外衣	正压式消防空气呼吸器或全防型滤毒罐
二级	全身	普通化学防护服	全棉防静电内外衣	正压式消防空气呼吸器或全防型滤毒罐
三级	全身	简易化学防护服	灭火防护服	简易滤毒罐、口罩、毛巾等防护器材

4. 指挥员应根据职业危害因素的种类和性质，以及个人防护装备的性能和用途，指导消防员对个人防护装备进行选择和组合，确保身体各部位免受职业危害因素的伤害。

现场总指挥应根据现场职业危害因素的种类、性质及个人防护装备的性能和用途，明确进入危险区作业的消防员和进入安全区作业的消防员所需佩戴的个人防护装备。消防员进入危险区作业之前，应选择能够提供充分保护的个人防护装备，在穿戴前应对个人防护装备进行检查，确认完好无损后方可使用。如为危险化学品泄漏事故，按照表 1–5、表 1–6 的标准佩戴个人防护装备。如在高温或寒冷气候环境中作业时，消防员应采取防中暑或防冻伤保护措施。

此外现场总指挥应控制和掌握进入危险区消防员的数量、位置、任务、所携装备以及进入时间。未经批准，任何人不允许进入危险区。当作业现场有可能与交通车流发生冲突时，消防员应穿上带有荧光或反光材料的外衣。

在确保身体各部位免受职业危害因素的伤害的同时，不能过度防护，以免影响消防员的操作。如需进入火场，根据当时火势情况，选择穿戴隔热防护服或避火防护服，以免受到强热辐射的伤

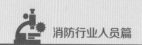
害，在外围进行灭火的消防员应穿戴灭火防护服。在不能快速检测的灭火、救援现场应穿戴较高级别的防护装备进入现场。

5. 指挥员应将现场侦检贯穿于灭火救援工作的全过程，确保消防员始终得到充分的个人防护。

现场总指挥应安排侦检人员对整个灭火救援工作进行全程监控，如现场出现新的职业危害因素或职业危害因素的浓度或强度发生异常变化时，应及时将上述情况对消防员健康的影响作出判断，如发现原有防护装备已不能满足现场防护的要求时，应及时命令消防员撤出危险区，并根据现场情况及时调整防护等级和防护装备。同时，为及时能与危险区的消防员取得联系，进入危险区的每个小组应携带可靠的有线、无线通信设备或导向绳与现场安全员保持不间断通信联络，在危险区作业的小组成员应通过视觉、听觉或其他身体手段，或利用导向绳保持相互不间断联系。

此外，在危险区内作业的消防员在未撤离危险区时，不允许脱卸任何个人防护装备。

6. 暴露于危险化学品及核泄漏事故染毒区域内的消防员、消防器材、防护装备，应进行洗消。

在处理存在危险化学品的事故现场后，消防员应对受污染的消防员、使用的防护装备、侦检装备和灭火救援装备进行洗消。在进行洗消前，应明确污染物的特性，根据污染物的特性和污染状况，选择相应的洗消方法、洗消装备和洗消液进行洗消。一般情况下，普通化学品污染，可采用大量水冲洗的方法进行洗消，无毒或低毒的有机物可利用棉纱、纱布等浸以汽油、煤油、酒精等溶剂，将表面的污染物溶解、擦洗掉，但如用上述溶剂擦拭人体，应确保此类物质在用上述溶剂擦拭时不会增加该物质的毒性或促进该物质的吸收。

被酸性、碱性的化学物污染，可选用相应的洗消液进行中和，如强酸（H_2SO_4、HCl、HNO_3）大量泄漏时，可以用5%～10% $NaOH$、Na_2CO_3，$Ca(OH)_2$等作为中和洗消剂；也可用氨水，但氨水本身具有刺激性使用时要注意浓度的控制；反之，若是大量碱性物质泄漏（如氨的泄漏），用酸性物质进行中和，但同样必须控制洗消剂溶液的浓度，避免发生次生危害事故。中和洗消完成后，对残留物仍然需要用大量水冲洗。常见毒物和中和剂见表1-7。

表1-7　常见毒物和中和剂

毒物名称	中和剂
氨气	水、弱酸性溶液
氯气	消石灰及其水溶液，苏打水等碱性溶液或氨水（10%）
氯化氢	水、苏打水等碱性溶液
光气	苏打水、氨水、氢氧化钙等碱性溶液
氯甲烷	氨水
氰化氢	苏打水等碱性溶液
硫化氢	苏打水等碱性溶液
氟	水

被毒性大且持久的油状液体毒物污染，可利用洗消剂与毒物发生氧化还原反应进行洗消。常用洗消剂有漂白粉（有效成分是次氯酸钙）、三合二（其性质与漂白粉相似）等。如氯气钢瓶泄漏，可将泄漏钢瓶置于石灰水槽中，氯气经反应生成氯化钙，可消除氯对人员的伤害和环境污染。也可利用燃烧来破坏毒物的毒性，对价值不大或火烧后仍能使用的设施、物品可采用此法，但可能因毒物挥发造成邻近及下风方向空气污染，所以必须注意妥善采取个人防护。

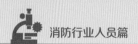

第三节 社会火灾知识必备

一、概述

　　火灾是指在时间空间上失去控制地燃烧所造成的灾害。在社会生活中，火灾已成为威胁公共安全，危害人民生命财产的一种多发性灾害。人类能够对火进行利用和控制，是文明进步的一个重要标志。所以说人类使用火的历史与同火灾作斗争的历史是相伴相生的，人们在用火的同时，不断总结火灾发生的规律，尽可能地减少火灾及其对人类造成的危害。在火灾时需要安全、尽快地逃生。

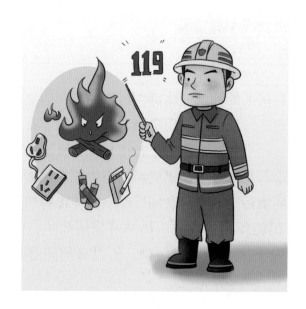

二、分类

在我们生活中可以根据可燃物的类型和燃烧特性将其分为六大类：

A类：指固体物质火灾。这种物质通常具有有机物质性质，一般在燃烧时能产生灼热的余烬，如木材、煤、棉、毛、麻、纸张等。

B类：指液体火灾和可熔化的固体物质火灾。如汽油、煤油、柴油、原油、甲醇、酒精、沥青、石蜡等火灾。

C类：指气体火灾。如煤气、天然气、甲烷、乙烷、丙烷、氢气等火灾。

D类：指金属火灾。如钾、钠、镁、铝镁合金等火灾。

E类：指带电物体和精密仪器等物质的火灾。

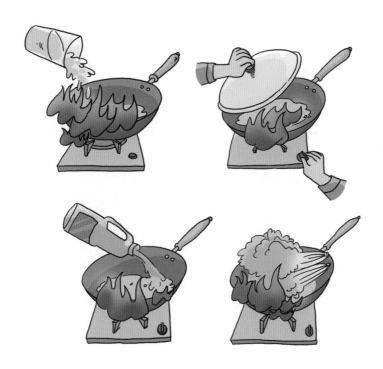

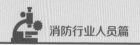

F 类：指烹饪器具内烹饪物火灾（如动植物油脂）。

三、火灾的预防

（一）预防电器引发的火灾

预防电器火灾，包括 5 个方面的内容：①是电器的选择。②是导线的选择。③是安装和使用。④是不要擅自使用大功率电器。电器应选择名牌厂家生产的合格产品，安装要符合规定，使用要按说明书的要求，不乱拉电线。必须使用较大功率电器时，要请专业电工人员安装专用线路，不得与其他电器同时混用。⑤平时不用电时，要断掉电源。部分家用电器的火灾预防措施介绍如下：

1. **电视机的防火措施**　①连续开电视 4 ～ 5 小时需关机休息一会儿，特别是气温高的季节。②不要靠近热源，看电视时不要用电视罩覆盖电视机。③防止液体或昆虫进入电视机。④室外天线要有避雷装置和接地设施，用室外天线时雷雨天不要开电视。⑤不看电视时要切断电源。

2. **洗衣机防火措施**　①不要让电机进水短路。②不要因衣物多或硬物卡住电机而造成闷机现象导致发热着火。③不要用汽油、乙醇清洗电机上的污物。

3. **电冰箱防火措施**　①冰箱散热器温度很高，不要在冰箱后面放易燃物品。②不能用冰箱存放乙醇等易燃液体，因为冰箱启动时产生火花。③不要用水洗冰箱，以免短路引燃冰箱组件。

4. **电褥子防火措施**　不要折叠以免损伤电线绝缘层，造成短路而引发火灾。不要长时间使用电热毯，离开时一定要断电，以免过热发生火灾。

5. **电熨斗的防火措施**　电熨斗温度很高，能引燃一般的物质。所以电熨斗使用时一定要有专人看护，通电时间不宜太长，用完定要断电，放在隔热的架子上自然降温，防止余热引起火灾。

6. **微机的防火措施** 防止受潮和液体进入微机，防止昆虫爬进微机中。微机使用时间不宜过长，风扇的散热窗要保持空气通畅。不要接触热源，保持接口插头接触良好。注意消除隐患。微机室电气线路、设备多而复杂，材料多为易燃性材料，人员聚集、流动性大、管理混乱等问题都是隐患，应有针对性地落实防范措施。

7. **灯具的防火措施** 灯具的开关、插座、照明器具靠近可燃物时，应保证隔热、散热措施。白炽灯当电流通过时，可产生2 000～3 000℃的高温而发光，由于灯泡中充满惰性气体可以导热，所以玻璃表面的温度也很高，功率越大，升高的温度越快，白炽灯与可燃物距离应大于0.5m，灯泡下方不应放可燃物。晚间看书学习时，不要将照明灯具放在被褥上。

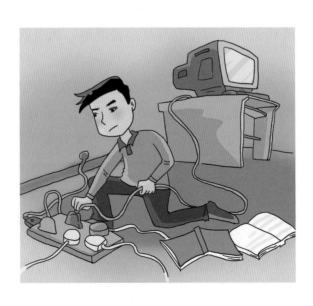

（二）预防吸烟引发的火灾

烟头虽小，危害性却大。烟头的表面温度一般在 200 ～ 300℃之间，中心温度可达 700 ～ 800℃，一般可燃物的燃点均在 130 ～ 350℃之间，都低于烟头的温度，所以烟头可引燃大部分物质，因此，乱扔烟头很容易引发火灾。吸完烟后应将烟头"掐灭"，放在烟灰缸或金属、玻璃等不易燃器具内，不要随意乱扔，更不能在禁烟场所吸烟。

（三）家庭防火注意事项

1. 教育孩子不玩火，不玩弄电器。

2. 不乱丢烟头，不躺在床上吸烟。

3. 不乱接乱拉电线，电路熔断器切勿用铜、铁丝代替。

4. 炉灶附近不放置可燃易燃物品，炉灰完全熄灭后再倾倒，草垛要远离房屋。

5. 明火照明时不离人，不要用明火照明寻找物品。

6. 离家或睡觉前要检查电器具是否断电，燃气阀门是否关闭，明火是否熄灭。

7. 利用电器或灶膛取暖、烘烤衣物，要注意安全。

8. 发现燃气泄漏，要迅速关闭气源阀门，打开门窗通风，切勿触动电器开关和使用明火，并迅速通知专业维修部门来处理。

9. 不能随意倾倒液化残液。

10. 家中不可存放汽油、酒精、橡胶水等易燃易爆物品。

11. 切勿在走廊、楼梯口等处堆放杂物，要保证通道和安全出口的畅通。

12. 不在禁放区及楼道、阳台、柴草垛旁等地燃放烟花爆竹。

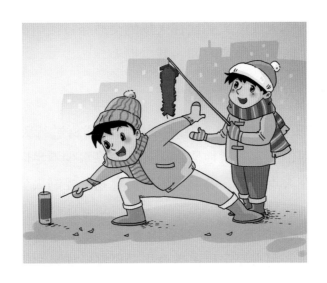

（四）预防儿童烧烫伤注意事项

儿童安全防火经验不足，预防烧烫伤需注意以下事项：①在浴缸洗澡时，谨防热水跌入烫伤。②不要让孩子接近有易燃品、煤气、取暖器的地方。③不要给孩子玩火柴及打火机。④热水瓶要放在孩子触摸不到的地方。油锅烧菜时，不要让孩子待在旁边。

四、自救互救灭火处理原则

火灾发生时如何应对？火灾现场的自救互救培训数据统计提示，70%以上的火灾都是现场人员扑灭。因此对于远离消防队的地区加强群众自救互救的培训是非常必要的，能及时将火灾消灭在萌芽状态。火灾发生初起，要立足实际，机智灵活，充分利用建筑内的消防设施将火灾扑灭。正确使用"119"电话，电话报警时，首先要沉着冷静，不要慌。一要讲清楚起火单位、地址、燃烧对象、火势情况，并将报警人的姓名、电话号码告诉消防队，以便联系。报警后，本人或派人到通往火场的交通路口接应消防车。二要早报警，为消防灭火争取时间，减少损失。

（一）火灾的常用扑救方法

1. 冷却灭火的方法　利用周围的消防器材进行灭火，若无消防器材，则用桶、盆等就地取水灭火。如果水少不足以灭火，可将有限的水洒在火点四周，淋湿周围的可燃物，控制火势，赢得再取水灭火的时间。

2. 窒息灭火的方法　如果室内着火，可用棉被、毯子、棉大衣等迅速覆盖，用水浸湿后覆盖效果会更好；如果油锅着火应立即盖上锅盖；如果室外着火，可用浸湿的麻袋、沙土覆盖，注意对忌水物质必须用沙土扑灭。

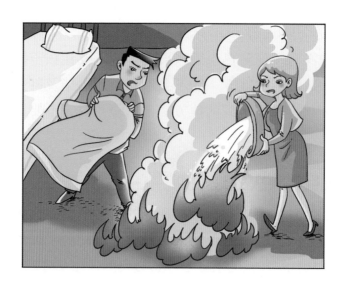

3. 扑打灭火的方法　对固体可燃物、小片草地、灌木等小火用衣服、树枝、扫帚等扑打。但对容易飘浮的絮状物不宜采用此法。

4. **阻断可燃物灭火的方法**　立即切断电源，迅速关闭可燃气体和液体的阀门。移走周围的可燃物。采用泥土、黄沙筑堤，阻止流淌的可疑液体流向燃烧点。

5. **阻止火势蔓延灭火的方法**　关闭相邻的房门和窗户减少新鲜空气的流动，淋湿或移走周围的可燃物，设法阻止火势向火点周围蔓延。

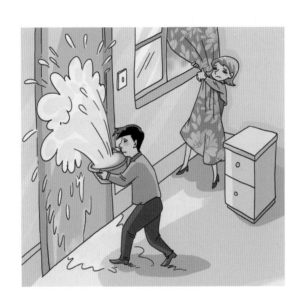

6. **防止爆炸的方法**　对有爆炸危险的容器要快速冷却降温，并迅速转移远离火场，有手动泄压装置的应立即打开阀门进行泄压处理。

（二）高层建筑起火应对措施

1. **评估与判断**　高层建筑一旦发生火灾，首先要镇静，不要惊慌失措，要迅速找到着火的部位，若是初起火灾，要设法扑救。如电器起火，先关上电源，若是天然气、煤气、液化气起火，先关上气，然后用灭火器将火扑灭。确实无能力扑救时，尽快设法打火

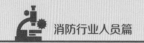
警电话报警。

2. **自救逃生** 要设法自救，以最快的速度离开火场。首先必须对建筑的消防设施有所了解，看有无紧急通道和安全楼梯，若有而且畅通应迅速离开。若没有，就必须利用一般的楼梯逃生，但不要乘坐电梯，以免断电困在电梯内不能脱身。逃生时要谨慎，须在下层未着火时向下逃生，若着火，要注意烟气的毒害作用。行动时身体要贴近地面空气层，基于此，匍匐前进是火灾逃生的最佳姿势。在下层空气层中行进，不会被烟气所毒害，获救的系数也会大增。但要注意，逃生不宜向上，强大的烟雾效应会使人窒息昏厥。

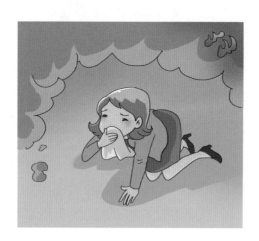

3. **烟雾防护** 选择好逃生的方向后，千万不要忘记准备一条湿毛巾。可将湿毛巾折叠 3 层，捂住口鼻，烟雾消除率可达 60%，折叠 16 层可达 90% 以上。但要注意毛巾过湿会使呼吸困难，故使用湿毛巾时，一般应将毛巾的含水量控制在毛巾自重的 3 倍以下。使用时要捂住口和鼻，滤烟的面积尽量增大，穿过烟雾区时，即使感到呼吸阻力增大，也决不能拿开。

4. **救生通道** 火势太猛，要做好自身防护，寻找外援，积极开辟"生命通道"。如果通道堵死，无法上下，首先要迅速穿好衣裤，防止皮肤裸露，以免被火烧伤或高温烟气灼伤，其次进入房间关好门窗，用湿毛巾被和棉被塞好门缝并打开室内的水龙头放水，并向门窗泼水，以免门窗着火，争取时间等待救援。如果火焰已窜入房间，首先用湿毛巾捂住口鼻，迅速进入阳台，并向周围呼救。观察消防救援人员是否到来，如没有，可利用阳台窗口自救逃生。最好找到绳索或撕开床单连接成绳，牢牢地拴在室内的桌脚、床架和上下水道管牢固物体上，向下层的阳台、窗口滑落。一般住宅建筑的雨漏管多设在阳台和窗口之间，铁质水管比较坚固，可以顺管道滑到安全处，但决不能利用塑料或薄铁皮制成的雨漏管下滑。

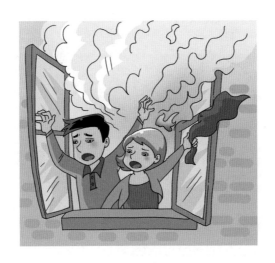

（三）家居起火如何应对

家中一旦起火，不要惊慌失措。如果火势不大，应迅速利用家中备有的简易灭火器材，采取有效措施控制和扑救火灾。迅速拨打"119"火警电话。报警时要讲清详细地址、起火部位，着火物质，火势大小，报警人姓名及电话号码，并派人到路口迎候消防车。

灭火过程中应当注意：

1. 油锅着火，不能泼水灭火，应关闭炉灶燃气阀门，直接盖上锅盖或用湿抹布覆盖，令火熄灭，还可向锅内放入切好的蔬菜冷却灭火。

2. 燃气罐着火，要用浸湿的被褥、衣物捂盖灭火，并迅速关闭阀门。

3. 家用电器或线路着火，要先切断电源，再用干粉或气体灭火器灭火，不可直接泼水灭火，以防触电或电器爆炸伤人。

4. 救火时不要贸然开门窗，以免空气对流加速火势蔓延。

5. 火灾袭来时要迅速逃生，不要贪恋财物。

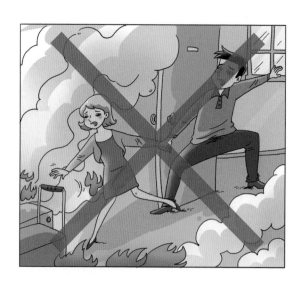

（四）汽车起火如何应对

1. 公交车起火自救办法

（1）打开车门，找到应急开关，通过电控开关控制车门上方的液压杆打开车门。

（2）当车门无法打开，或者由于乘客过多，一时无法及时疏散时，要用安全锤的锤尖，猛击玻璃中心部位，当玻璃被砸出一个小洞时，玻璃就会从敲击点向四周开裂，乘客这时需抓住车内扶手支撑身体，并用脚掌用力将裂开的玻璃踹出车外，然后跳窗逃生。在乘客疏散时，先逃出车厢的人员，要发挥互助精神，帮助从车窗逃生的其他人员，特别是老人、小孩以及妇女，防止在跳窗逃生时，发生二次伤害。

（3）公交车车顶有两个紧急逃生出口，既是通风口，也是逃生窗。逃生窗上面有按钮，旋转之后把车窗整个往外推。如果无法够及逃生窗，车内人员应给予帮助，先将一人托举出，再通过上下接应，将被困人员救出车厢。

（4）公交车上都有灭火器，一般在司机的后座位旁，也有的放在后门垃圾桶处。如果遇到火灾，可使用灭火器灭火。在使用灭火器时，周围人员应尽量远离，防止喷溅物伤人。

（5）车上发生火灾时，不管男女老幼，逃生时冷静应对、克服恐慌，发扬中华美德和互助精神，不要拥挤，做到有序逃生，先让老人小孩下车，再让年轻人，防止二次伤害。

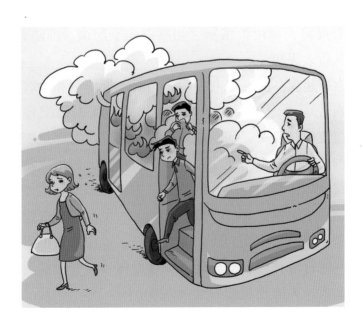

2. 汽车自燃自救办法

（1）**引擎着火**：司机应迅速停车，切断电源，取出随车灭火器，打开车门下车，对准着火部位的火焰及根部正面猛喷。

（2）**货物着火**：司机应将汽车驶离重点要害场所后停车，迅速报警，取下随车灭火器进行扑救。火势太大，一时扑灭不了的，应劝阻围观群众远离现场。

（3）**加油着火**：司机不能惊慌逃脱，应停止加油，迅速将汽车驶离加油站，用随车灭火器将油箱上的火焰扑灭。火势大时，加油站人员应报警，并利用油库大型灭火器材灭火。地面留有着火燃料的，应用灭火器或沙土将地面火扑灭。

（4）**修车着火**：修理人员应迅即上车或钻出地沟，切断电源，用灭火器或其他灭火器材扑灭火焰。

（5）**停车着火**：应视着火车辆位置，采取扑救措施，疏散附近车辆。

（6）**被撞起火**：车门没有损坏的，乘车人员应立即打开车门逃出；车辆零部件损坏，乘车人员伤亡比较严重的，首要任务应设法救人。同时报警，利用扩张器、切割器、千斤顶、消防斧等工具，配合消防队救人灭火。

（7）**客车起火**：由于车上人多，司机、售票员和乘客特别要保持冷静，首先应考虑救人和报警。司售人员要密切配合，打开车门，拧开门泵放气开关，切断电源，视着火部位有序组织逃生和扑救火灾。着火部位在中间或车门被火焰封住的，可用衣物蒙住头冲出去。线路烧坏，车门无法开启的，可用救生锤或其他硬物就近击碎车窗玻璃后从车窗下车。衣服着火的，可迅即脱下衣服，用脚将火踩灭，来不及的，相互间可用衣物拍打，或用衣物覆盖火势窒息灭火，或就地打滚扑灭衣上火焰。要在确保自身安全情况下扑救火灾，火势太大，无法控制的应远离现场。

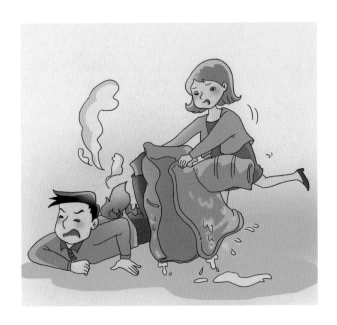

（五）地下商场起火逃生

1. 要立即配合工作人员关闭空调系统，停止送风，防止火势扩大。同时，要立即开启排烟设备，迅速排出地下室内烟雾，以降低火场温度和提高火场能见度。

2. 关闭防火门，以防止火势蔓延或窒息火灾，把初起之火控制在最小范围内，初起火灾应采取一切可能的措施将其扑灭。

3. 采用自救和互救手段迅速逃生到地面、避难间、防烟室及其他安全区。逃生时，尽量采用低姿势前进，不要做深呼吸，可能的情况下用湿衣服或毛巾捂住口和鼻子，防止烟雾进入呼吸道。

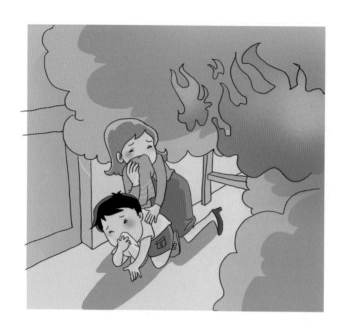

（六）火灾逃生中的注意事项

面对大火，必须坚持"三要""三救""三不"的原则，才能够化险为夷，绝处逢生。

"三要"原则：①要熟悉住所周围环境；②要遇到灾害保持冷静；③要避免烟毒的侵害。

"三救"原则：①寻找逃生通道自救；②结绳下滑自救；③向外界求救。

"三不"原则：①不乘普通电梯；②不轻易跳楼；③不贪恋财物。

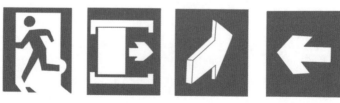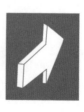

逃生中要抢时间，不要因顾及个人财产而耽误时间，以免因小失大。切忌人身上着火后应先灭火再奔跑，可采取：先把衣服脱掉，浸入水中或用脚踩灭；来不及脱衣，可卧倒在地或打滚，把身上火苗压灭；跳入水池和水塘。如烧伤面积大，为防止感染，不可跳入水池或水塘，但切忌乱跑，否则越跑火越旺。切忌用灭火器直接向着火人身上喷洒，以免引起烧伤创口感染。如果家中有老人、小孩和伤残人员，应冷静，千万不要盲目乱跑，应迅速将他们转入安全地带，再求助邻居帮助。高层建筑内都有按规定配备的室内消火栓和固定灭火设施，在火势扩大时，应打开消火栓等，让水下流，以延缓火势蔓延。

切勿盲目跳楼，跳楼是万不得已才采取的一种行动，只适用于9m以下低层处，而且需要掌握一定技巧。跳楼前，尽量抱些棉被、沙发垫之类软物品，并找有人接应处跳下，如果无人接应，应尽量选择石棉瓦的车棚、水池、树木。徒手跳下时，应双手抱紧头部，身体弯曲，蜷成一团，以便触地时利用滚动释放冲击力，减少身体伤害。

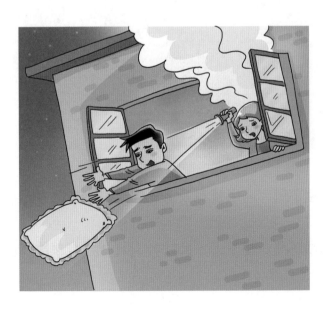

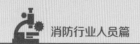

（七）火灾逃生常见错误做法

1. **按原路逃生**　这是人们潜意识的反应，但往往会导致错过最佳逃生时间。

2. **向光亮处跑**　事实上，在火场中可能光亮之地正是大火燃烧之处。

3. **盲目跟随**　可能会汇集大量逃生人群，反而导致逃生通道不畅。

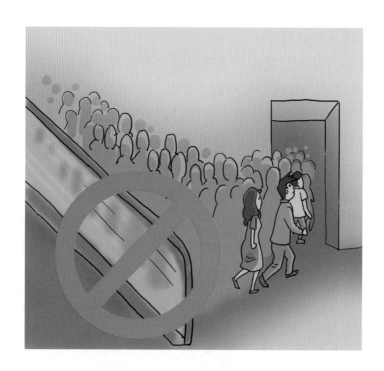

4. **向楼下逃**　高层建筑发生火灾时，不要轻易往楼下跑，防止进入火海。

5. **冒险跳楼**　很多人可能会失去理智，直接跳楼跳窗，但危害可能更严重。

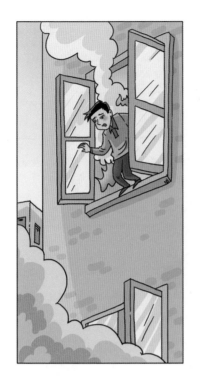 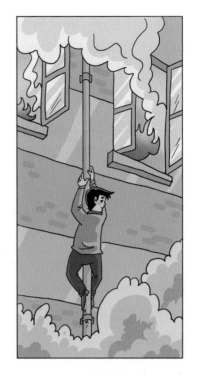

6. **盲目进电梯** 火灾发生时极容易停电，乘普通电梯就有"卡壳"的危险。

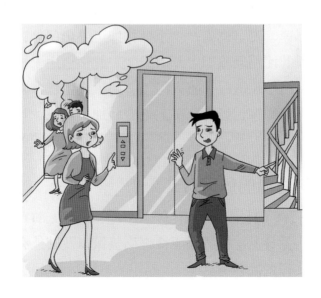

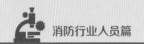

7. **穿化纤衣服**　起火时应脱掉化纤质地衣服，这种材料一旦沾染火苗，后果不堪设想。

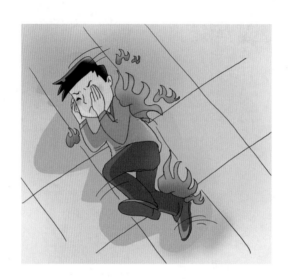

（八）火灾逃生设备

火灾逃生设备主要包括：①防火逃生锁：防火逃生锁又叫消防逃生锁、消防通道锁，在火灾及各种紧急情况下，保障建筑物内的大量人群能迅速、安全逃离；一个动作即可逃出门外，使用者无须具有逃生装置的使用经验即可开启逃生。此锁适用于平开门、金属门、有框玻璃门等疏散门和防火门。②防火逃生毯：防火逃生毯主要采用防火不燃纤维，经特殊工艺处理后加工而成。具有不燃、耐高温、隔热、轻质柔软、紧密、防腐蚀且不刺激皮肤等特点。

五、火灾对人体的危害方式

1. **有毒气体（特别是一氧化碳）中毒**　最常见的有毒气体是一氧化碳，在死者身上，虽然也能检查出氢氰以及其他有毒气体，但对死亡几乎没有直接影响。

2. **缺氧** 由于燃烧，氧气被消耗，因而火灾的烟有时呈低氧状态。由于吸入这种烟而造成缺氧，有时可致人死亡。

3. **烧伤** 由于火焰或热气流损伤大面积皮肤，引起各种并发症而致人死亡。

4. **窒息** 吸入热气。如果在火灾中受到火焰的直接烘烤，就会吸入高温的热气，从而导致气管炎症和肺水肿等而窒息死亡。

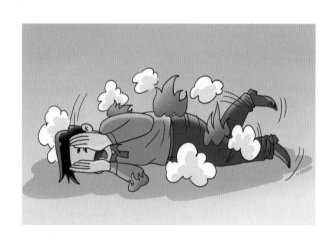

六、常见火灾烧伤紧急救治

（一）小面积烫伤

小面积烫伤后，应马上冷敷，越快越好。可用净水冲在烫伤部的略上方部位，水不要开得太大，可连续冲十几分钟。这样不仅可缓解疼痛，也可防止烫伤向深部延伸。如果烫伤部位出现水疱，不要去挑破，而应该用干净的纱布垫着再用绷带包扎好，去医院处理。千万不要用氧化锌油膏、酱油等土办法处理伤口，因为很容易引起伤口感染。

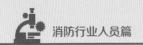

（二）大面积烧伤

大面积烧伤后，应争取时间和防止弄破水疱可以穿着衣服冲洗冷却，如外衣很脏，用水冲 5 ～ 20 分钟，然后再轻轻地脱去衣服，否则烧伤部位容易感染，一定要用干净纱布包好。面积较大者，可用干净被单包好。烧伤引起脱水、血压下降会导致休克，所以要让肢体略抬高，然后送医院处理。

（三）化学品烧伤

有些化学品碰到水后会起化学反应，同时还会放出热量，所以对这类烧伤，需用大量的冷水冲洗，然后揩干净，再用纱布包好，去医院治疗。对于酸、碱性化学品造成的烧伤，必须立即送医院治疗。

（四）眼睛的化学品烧伤

使伤侧的脸部在下，健侧脸部朝上，水从鼻梁处向受伤眼一侧的脸颊部冲洗。注意要用淋浴器，水不能开得过大。如化学品是固体，可以用棉棒剔除，包好送医院。

（五）脸部烧伤

可以用脸盆盛满水将脸部浸在水里洗，或用湿毛巾捂在脸部 15 分钟冷敷。如出现水疱，注意不要弄破，湿毛巾要更换数次。

（六）衣服烧着

衣服被烧着时，应赶快脱掉，紧急时也可以一面放水，一面弄湿地面，伤员可倒在地上滚动灭火，内衣裤、鞋袜等来不及脱下时，可以用水浇灭火，头发着火的话，可以放在淋浴器水龙头下冲水或用湿毛巾灭火。

（七）寒冷季节的烧伤

可以用冷、湿毛巾捂着上医院。注意冷敷的程度不能过度，其他部位应采取保暖措施。如果用冷水冲洗时间过长，反会使体温下降，引起其他疾病。对于烧伤的急救处理，最基本的是注意清洁，以防感染；其次是冷敷保温，尤其是对孩子和老人。

（八）电烧伤

电烧伤时，首先要用木棒等绝缘物或橡皮手套切断电源，立即进行急救，维持患者的呼吸和循环。出现呼吸和心搏停止者，应立即进行口对口人工呼吸和胸外心脏按压，不要轻易放弃。

第四节 森林草原火灾应对与救援保障

一、概述

森林火灾是危害森林资源安全的重大灾害。近年来，受厄尔尼诺现象影响，全球高温大风等极端恶劣现象不断增多，森林草原防火形势日趋严峻。印尼、俄罗斯、美国加州、亚马孙热带雨林、非洲、澳大利亚等地区持续发生森林大火，带来巨大损失的同时，也对当地乃至全球生态系统产生深远影响，在这种大环境、大趋势下，我国防灭火形势依然严峻。从近年来我国森林火灾发生频次和规模，以及森林消防队伍遂行森林火灾扑救任务形势分析来看，森

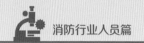
林火灾发生频次较高。2018年森林消防队伍从武警部队转制为应急管理部消防救援队伍，灭火数量大幅度上升，总数较转制前翻了近3倍，很多非驻防地区火灾多发频发，队伍跨区增援灭火次数较转制前翻了5倍多，远程机动保障、野外宿营防疫、火场医疗救援、医疗物资补充等应急医疗保障工作面临更大挑战。队伍转制后编制体制发生深刻变化，新情况新问题随之显现，比如总队、支队两级机关医疗干部大幅度减少，部分干部转岗，以往"一组三队"和"一组五队"保障模式与新编制已不相适应。在这一背景下，森林消防灭火行动应急医疗保障工作，积极适应新体制新模式发展，持续深化改革，加强自身力量，加强协同保障，持续提升应急医疗保障能力。

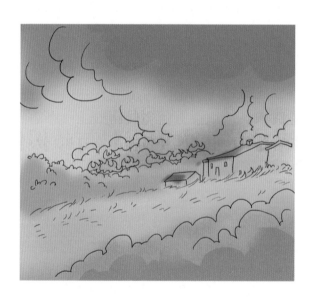

二、森林草原灭火行动工作特点

（一）森林火灾分级

发生森林火灾后，国家会根据森林火灾的受害森林面积和伤亡人数，依据《森林防火条例》，将森林火灾分为一般森林火灾、较大森林火灾、重大森林火灾和特别重大森林火灾。

1. **一般森林火灾** 受害森林面积在 1 公顷以下或者其他林地起火的，或者死亡 1 人以上 3 人以下的，或者重伤 1 人以上 10 人以下的。

2. **较大森林火灾** 受害森林面积在 1 公顷以上 100 公顷以下的，或者死亡 3 人以上 10 人以下的，或者重伤 10 人以上 50 人以下的。

3. **重大森林火灾** 受害森林面积在 100 公顷以上 1 000 公顷以下的，或者死亡 10 人以上 30 人以下的，或者重伤 50 人以上 100 人以下的。

4. **特别重大森林火灾** 受害森林面积在 1 000 公顷以上的，或者死亡 30 人以上的，或者重伤 100 人以上的。

（二）扑救森林火灾人员伤亡影响因素

森林火灾主要受地形、可燃物和气象三大因素影响。人员伤亡影响因素包括：林火突然形成冲火；突然改变蔓延方向或蔓延速度突然加快；发生轰燃；地形因素；火场海拔高度；风力与气温；森林林龄；可燃物类型；林火种类；隔离带设置等相关。扑救森林火灾经常发生人员伤亡，典型案例如下：在 2019 年 4 月 1 日 18：30，在四川凉山州木里县森林火灾灭火中失联的 30 名扑火队员的遗体已全部找到，包括 27 名森林消防指战员和 3 名地方扑火人员。

（三）森林草原灭火工作的特征与难点

森林草原灭火是与自然灾害作斗争的一种特殊行动，长时间在野外进行，远离城区，森林灭火受地理环境、林相植被、气候变化等因素影响，在灭火时间上有不可预测性，经常面临各种问题和困难。①执行任务时，保障内容包括机动途中保障、野外宿营防疫、野外医疗救援、医疗物资应急补给等多个方面。该携带的物资必须携带，该抽组的力量必须抽组，该协调的社会力量必须协调，否则无法满足任务需要，工作协调难。②保障对象分散，遂行灭火任务点多、线长、面广，多头保障问题较为突出，常因任务需要而发生变化，给应急医疗保障在时间和空间上增加了难度。③保障需求紧迫性。扑救森林草原火灾是一项时效性很强的特殊战斗，应急保障需求较为紧迫，有限的保障资源和遂行任务保障需求矛盾较为突出。森林草原火灾发生地域往往较为偏僻，周边数公里均寥无人烟，物资消耗后，不易及时补给相关保障物资，装备不易及时维修。保障供应的持续性得不到保证。火场多数位于地势险峻、沟壑纵横、道路崎岖等地段，林内通视通行条件差，车辆运输物资难以直接抵达，物资筹措与一线输送经常困难。④伤员救治。灭火行动中极易出现烧伤、砸伤和摔伤等意外伤害，但火场面积大，人员分布散，基本没有现成的道路，一旦出现突发情况，有限的医疗救护人员很难迅速及时到达现场施救。受森林火灾现场道路交通条件限制，伤病员后送方式受限。

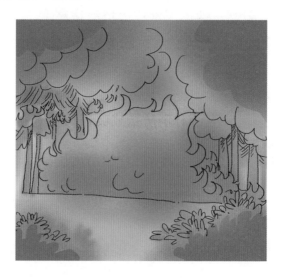

三、森林草原灭火保障实施处置流程

根据森林消防队伍遂行灭火任务实践，按照处置流程，应急保障工作通常包括保障准备、力量投送、保障实施、撤收转场四个阶段。

（一）保障准备

该阶段主要工作是搞好物资筹措、人员准备和运输力量调配，保障任务单位进入应急响应状态、做好出动准备。

1. **启动应急预案**　灭火救援指挥部接到上级有关指示后，按规定启动应急响应，主要开展如下工作：①是落实应急保障指挥机构编组和人员编成，加强战备值班，保证指挥畅通。②是结合队伍担负任务，及时调整方案，下达预先号令，明确保障任务。③是依据上级命令，组织保障机关并指导基层应急保障力量及时转入规定的应急响应等级状态。

2. **抽组保障力量**　迅速收拢保障人员，组织检查应急保障物资装备、请领补充物资器材，并根据任务需要适当调整医疗药品器材的携（运）行数量；视情抽组应急医疗保障力量，进行战备教育动员，组织针对性训练；适时派出应急保障先遣组，对预定机动路线和任务区域进行勘察，联系沿途协议单位做好保障准备。

3. **调配运输力量**　根据队伍投送需求，筹措、调配运输力量。采取公路输送时，集中主要运力保障第一梯队；运力不足时，可采取协调上级调配或租用协议保障单位车辆等办法解决，满足输送需要。远程跨区需要采取铁路、航空输送时，要及时请示上级并协调属地应急管理、民航、铁路等部门，按要求逐级编报输送计划，为上级批复和相关单位准备争取更多时间。

4. **下达保障指示**　结合担负任务，科学测算保障需求，研究

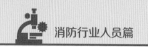

提出应急医疗保障决心建议，组织制订保障计划，下达保障指示。

（二）力量投送

力量投送阶段是指从接到机动命令到应急医疗救援队伍抵达指定地域并完成应急医疗保障部署的时段。该阶段重点是搞好伴随和跟进保障，确保队伍快速机动、按时到位。

1. 组织队伍机动　根据任务性质、出动人数、机动距离等，合理选择机动路线、机动方式，及时、安全、准确将队伍输送至任务地域。要加强与应急管理、民航、铁路、交通等部门的协调配合，明确安全注意事项，及时调整突发疾病处置预案方案，并提前协调卸载后的运输保障力量。

2. 搞好途中保障　指导所属保障力量或地方协议保障力量，实施伴随或跟进保障。

3. 展开保障部署　到达任务地域后，要及时合理选择配置地域，部署保障力量，补充消耗物资，开设保障网点；搞好内外协调，主动衔接沟通，及时理顺保障关系，畅通供应渠道，构建便捷高效的应急医疗保障体系。

（三）保障实施

1. 基地搭建与布局　野战车场开设，一般选择地质较硬、开阔平坦、远离可燃物和便于车辆出入的地域，周围设置警戒线，设立临时修理所，对车辆和灭火机具进行维修。在车场应设立车辆装备消杀区域，设置单循环进出路径。宿营地开设，队伍按规定携带帐篷、照明、发电机、储水设施等宿营装备器材，通常采用搭设帐篷和宿营车方式进行保障。搭设帐篷宿营时，应选择在背风、朝阳、地势平坦、有充足水源的安全地带，四周开设防火隔离带和排水沟。野外厕所应开设在宿营地顺风方向适当位置。从现场保障经验看，炊事区、车辆停放区、宿营区、垃圾处置区、供水区、厕所等场所，均涉及卫生工作。

2. 应急医疗保障要内容 处置突发急病、卫生防病与防疫防护、伤病员救治与后送、补充物资器材、加强动态管理。实现战伤救治零距离、卫勤保障全覆盖。常态条件下，以饮水饮食卫生、环境卫生管理和防皮肤病、防划伤、防烧伤、防中毒为重点，加强管理教育与检查督导，确保各项卫生制度末端落实。应急状态下，以批量伤员救治、重大疫情防控和心理危机干预为重点，联合地方医疗机构和基层卫勤力量共同伴随保障，遇有重大情况及时报告、快速处置、完成伤病员救治与后送。

3. 补充装备物资 根据队伍需求，采取就地筹措、逐级请领、上级前送和政府提供等方式，及时组织物资补充，确保不漏供、不误供、不断供；对重要方向或灭火力量比较集中的地域，视情建立临时物资保障中心、站点，统一组织物资供应保障，提高保障时效。当遇到交通中断、物资运输受阻、指战员生活保障困难等紧急情况时，要灵活运用、协调地方保障力量，组织人背马驮或直升机、无人机空投。

4. 加强动态管理 在灭火行动中，要综合分析任务情况，合理制定保障措施，实施因地制宜保障。遂行任务过程中，常出现超出标准，或标准不明确的保障需求，如所能采购到的药品、物资、器材不在基数编制范围内，采购店铺没有正规票据等，这些必须解决的实际保障需求，要及时请示，严格按上级批示办理。

（四）撤收转场

1. 做好回撤准备 要依令收拢保障力量，清点补充物资器材，计划安排回撤运输力量，拟订下达撤离保障计划；妥善处理遗留问题，及时与有关部门搞好交接，结清往来经费，归还或移交所借物资，清理打扫环境卫生，维护队伍良好形象。重点工作有两项：一是清理装备物资。队伍回撤时，要对各种装备、物资进行认真清点。自行携带的装备、器材、物资，在回撤时全部带回，借用地方的物资物品要如数归还，并办好交接手续；凡是属于应急医疗储备的物资，都要分类存放、账物相符，并将所动用的物资品种、数量和消耗情况及时上报、请领。二是搞好财务结算。队伍撤离前要对执行任务期间发生的各种财务业务账目和单据、凭证进行清算，做到手续完备、合理合规、妥善保管。

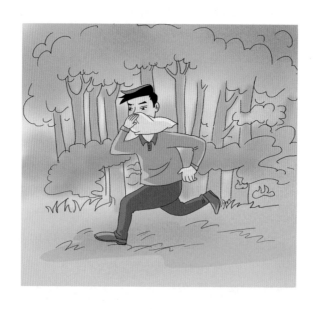

2. **确保归建安全**　归建途中的应急医疗保障与机动集结时任务同样繁重，容易出现归建心切、思想松懈、身体困乏等现象，引发安全问题，必须科学制订撤离保障计划。要协调车队负责人，搞好安全教育，明确注意事项，检修保养车辆，保持通信畅通，确保安全归建。归建途中，每辆车都要指定一名安全员，观察驾驶员精神状态，及时提出修整建议；临时休整期间，要进行巡诊，掌握驾驶员疲劳情况，及时建议调整机动计划。

3. **搞好总结评估** 主要是指导队伍及时清理、回收应急医疗保障物资，按规定维修保养和补充药品器材，保持良好的战备状态；收集、整理应急医疗保障资料，进一步充实修订完善保障方案；认真评估应急医疗保障情况，总结经验教训，查找薄弱环节，研究提出解决问题的措施和建议，并按程序上报。

四、后勤与管理

（一）保障机制建设

1. 要进一步完善保障机制。联合地方政府建立健全遂行灭火任务装备物资紧急调拨联动机制，逐步构建"一线方便携运、二线就近前送、三线全域支援"的应急医疗保障装备物资储备格局，确保遇有紧急任务能够顺畅、快捷筹措，保障遂行任务所需。应当从任务特点出发，加强应急医疗保障工作的前瞻性研究，建立大应急医疗保障机制。最大化实现需求、能力、资源的有机结合，提升保障工作质量。

2. 聚焦融合发展，建强保障力量。转制后，队伍灭火行动任务量倍增，应急保障人员编制员额减少、保障力量不足，保障任务和保障力量不匹配的矛盾日益凸显，依靠以往自我保障为主、联合保障为辅的保障模式，已不能完全满足任务需要。随着市场经济繁荣发展，商品种类日趋丰富，特别是大型商超、物流输送、租赁服务等行业的蓬勃发展，物资采储、运输、管理、保障更加便捷，面对新形势，不仅要"开门搞建设"，还要"融合搞保障"。

3. 要建强自我保障力量与联合保障力量，建强新型保障力量。森林消防局和各总队，统筹抽组人员组建应急医疗保障力量，规范和落实编携配装，落实战勤编组，用好物资器材，加快推进特勤大队这一新型救援力量应急医疗保障单元建设，探索装甲输送和直升机、无人机投送等特殊环境下的保障力量建设，为着力打通"最后一公里"，培育应急医疗保障能力建设新的"增长点"。进一步畅通和优化保障供应渠道，由地方政府牵头，联合应急、民航、铁路、交通、物流、商超等部门或企业组建联合应急医疗保障力量，落实实案编组、优化结构布局、充实保障要素、拓展保障功能，健全完善物资供应、维护抢修、技术保障、联合演练等机制，加快形成平时互通、战时联动的保障格局。

（二）保障储备

着眼非常时期，强化保障储备。不仅要把森林草原灭火这个主战场、主阵地保障好，还要做好面对重大疫情、重大灾情以及各类突发事件的准备。一旦森林草原火灾和突发事件同时发生，应急医疗保障将会面临两难境地，任务地区可供使用调集的运力、市场供应能力、交通通行能力、通信状况等极有可能瞬间陷入瘫痪和停滞状态。积极协调将森林消防队伍应急医疗保障物资储备纳入国家和地方物资储备体系建设，按模块储备相应的装备和保障物资，保障跨区增援力量利用储备物资装备即可直接投入灭火和各类救援行动。进一步完善储备方式。采取"通用联储、特需代储"的方式，依托地方政府储备库，适量储备遂行任务所需装备物资，补充队伍内部战备物资储备数量，探索走开联储联用联勤的路子。同时，抓好物资储备管理规定落实，推广运用物流管理系统，逐步实现基数化储存、标准化包装和信息化管理，不断提高物资储备效益。突出实战化演练。结合靠前驻防、野外驻训和综合演练等时机，针对管护区森林草原灭火行动特点和特种灾害救援要点，充分预想保障任务，检验保障力量在野外条件下组织快速机动、紧急救援、伤员救护与后送的能力，使应急医疗保障力量熟悉保障程序和协同保障方法，提高实战保障能力，为圆满完成灭火和综合性救援任务提供强有力的保障支撑。

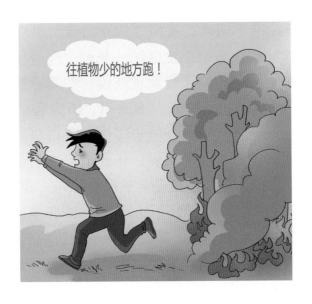

（三）应急医疗保障存在的困难

应急医疗保障能力建设是森林消防队伍转型升级、提质强能的一项重要内容，应急医疗保障"转什么、往哪转、怎么转"的任务非常紧迫。从现状看，主要有三个困难：

一是保障体系不成熟。在军队体制内，灭火行动应急医疗保障遇有重大保障难题，既可依托地方保障，也可依托武警体系来解决；转制后，作为综合救援的主力军和国家队，没有现成的保障体系可遵循、可依托，很多职责任务还不够明确，需自我顶层设计和规划，国家、地方、企业、市场与队伍自我保障"五位一体"的保障体系还尚未健全。

二是保障机制不完备。一方面，应急医疗保障分队采取抽组形式组建，纯属虚设机构，平时轻训练与战时难保障的矛盾比较突出；另一方面，与地方联供联保还没有形成有效机制，实战中沟通关系、整合资源、借助力量等协调工作耗费大量的时间和精力，影响保障时效，遂行跨区域、长时间、大规模保障任务还不够托底。

三是保障标准不明确。按照"先立后破、不立不破"的总要求，保障领域的很多工作急需统一规范，经费使用、物资采购、物资储备、装备购置等行业领域的一些规章制度已出现了"破而未立"的现象，不健全、不适用、不完善的问题比较突出，应急医疗保障依法管理、依法实施亟待解决。转制后，森林消防队伍职责使命进一步拓展，任务范围进一步扩大，力量动用更加频繁，过去多数单位是春秋两防战备、邻省跨区增援，现在是全年 24 小时备战执勤、全国范围内跨区增援，由过去的单一型向现在的综合型转变，不仅要保障传统的防火灭火任务，还要具备远程跨区、跨境救援的保障能力；不仅要搞好队伍内部保障，还要做好受灾群众的医疗救助，必须主动适应新体制、新使命、新标准、新要求，着力破解体制性障碍、结构性矛盾、政策性问题。

保障准备阶段的工作应重点把握两个方面：一方面要精准研判。保障准备阶段是完成灭火行动应急医疗保障任务最为重要的阶段。森林草原火灾发展态势多变，投入力量多样，保障地域多元，物资消耗大，就地筹措难。应急医疗保障组组长必须增强工作预见性，准确掌握信息，加强对火场态势的研判，提前布局，主动应对，否则可能出现少粮断供、无米之炊等局面。另一方面要科学统筹。该阶段时间紧、任务重、环节多，尤其是扑救较大以上森林草原火灾时，往往会出现保障对象多、需求大与保障资源少、筹措困难的矛盾。应急医疗保障组组长要对先期投送力量，中期支援力量，后期补给力量，各类补给渠道，后送渠道，应急救援途径等方方面面考虑周到，安排妥当，做到从容应对，忙而不乱。否则，就会丢三落四、缺东少西，轻则影响保障质量，重则影响任务完成，甚至危及指战员生命安全。

以上内容对普通民众、医疗救援人员和遂行灭火任务的人员如何选取适合的时间、地形、气象条件灭火提供一定参考，有很好的科学普及价值。

第五节　化工火灾应对

一、概述

化工火灾事故是指危险化学品在生产、使用、储存和运输过程中，因意外泄漏、排放或外界条件的变化引起燃烧或爆炸，造成或可能造成严重的环境污染、财产损失和人员伤亡，具有较大社会危害的灾害性事故。

二、化工火灾事故类型

（一）按照事故的危害程度分类

1. 特别重大事故　指大量危险化学品泄漏并迅速扩散，危害范围大，短时间内造成大量人员伤亡（死亡 30 人以上，或中毒灼伤 100 人以上），或者 1 亿元以上直接经济损失的事故，往往使城市（镇）的综合功能遭到破坏，社会秩序混乱。它是必须全面动员，组织大量人力、物力进行救援的灾害性事故。

2. 重大事故　指突然发生并危及周围居民，造成 10 人以上、30 人以下死亡，或者 50 人以上、100 人以下中毒灼伤，或者 5 000 万元以上、1 亿元以下直接经济损失的事故。这类事故危害的范围比特大化学事故相对要小（一般危及城市、镇的局部），不至于引起较大的社会影响和城市（镇）功能破坏，但发生的概率比特大化学事故高，事故发生后也需动员有关方面的力量参与救援。

3. **较大事故** 指生产生活中，由于设备陈旧、发生故障或操作不慎致使危险化学品发生爆炸或泄漏，造成 3 人以上、10 人以下死亡，或者 10 人以上、50 人以下中毒灼伤，或者 1 000 万元以上、5 000 万元以下直接经济损失的事故。

4. **一般事故** 指因危险化学品或泄漏爆炸，造成 3 人以下死亡或者 10 人以下中毒灼伤，或者 1 000 万元以下直接经济损失的事故。事故危害范围一般限于厂区等小区域内，且通常只需事故单位自己处理。

（二）按照事故的危害形式分类

1. **危险化学品火灾爆炸事故** 指危险化学品引发的火灾或 / 和爆炸事故，主要包括爆炸品易燃气体、易燃液体以及易燃固体、自燃物品和遇湿易燃物品引发的失去控制的燃烧爆炸。由于大多数危险化学品在燃烧和爆炸时会释放出有毒有害气体或烟雾，极易造成巨大危害。

2. **危险化学品泄漏事故** 指危险化学品在使用和储运过程中发生了一定规模的外泄（主要是气体和液体危险化学品），虽然未发生火灾、爆炸，但因扩散速度快、范围大，极易造成财产损失或环境污染等严重后果。危险化学品泄漏事故一旦失控，往往造成重大火灾、爆炸或中毒事故。

3. **危险化学品中毒和窒息事故** 指人体吸入、食入或接触有毒有害化学品而导致的中毒和窒息事故。

4. **危险化学品灼伤事故** 指具有腐蚀性的危险化学品意外接触人体，与接触肌肤表面发生化学反应而造成明显伤害的事故。与高温烧烫伤不同，化学品灼伤有一个化学反应过程，开始并不感到疼痛，要经过一段时间（几小时甚至几天）才表现出严重的伤害并且伤害还会不断地加深。化学品灼伤比高温烧烫伤危害更大。

5. 其他危险化学品事故　主要指危险化学品的险肇事故，即危险化学品发生了有可能造成危害的意外事件，如危险化学品罐体倾倒、车辆倾覆等，但没有发生火灾、爆炸、中毒和窒息、灼伤、泄漏等事故。

（三）按照污染的主要对象分类

1. 空气污染事故　有毒有害化学品泄漏、挥发，以及危险化学品燃烧、爆炸过程中产生的有毒气体或毒害物形成的气溶胶均会导致空气污染。由于气体的扩散性和流动性强，传播速度快，因而污染范围较大，并且对人员的危害方式主要是通过呼吸系统。当毒性大、浓度大时，伤害作用显著。但被污染的空气因扩散会使毒害物浓度逐渐下降，故危害作用持续时间相对较短。

2. 水源污染事故　有毒物质溶解或混合于水中所致，尤其是流动的水源，会使下游方向的污染范围进一步扩大。人员和生物体主要通过饮用或接触染毒水源造成中毒。

3. 地面（物体）污染事故　毒害性液体或粉状固体散落于地面或／和物体表面而形成。人员主要通过接触的方式造成中毒。该类污染的范围一般不易扩大，但危害持续的时间相对较长。

三、化工火灾事故特点

由于危险化学品特有的理化性质和毒害作用决定了化工火灾事故有别于其他灾害性事故，其特点主要表现为：

（一）突发性强，并有连锁突变

危险化学品的包装和化工设备一般都是经过反复的科学论证后

建造的，并经过严格安全检查后才投入生产和使用，具有较高的安全系数。化学事故的发生往往是在危险化学品运行过程中因失误性操作，或是地震、雷击等其他突发性灾害所引发。因此，事发前往往没有明显的预兆，无法作出预测预报，常在瞬间发生，使人难以防范。化学事故中，复燃复爆现象突出。绝大多数危险化学品都具有易燃烧、爆炸的特性，因而化学事故中燃烧、爆炸现象比较常见。尤其是压缩气体和液化气体、易燃液体，其扩散速度快，与空气极易形成爆炸性混合物，燃烧、爆炸的危险性更大。

（二）人员伤亡和环境危害严重

多人化学事故中，发生燃烧、爆炸以及毒害性化学品的大量泄漏和排放，必将对灾害区域的人员造成严重危害，极易出现同一区域的群体性中毒等伤亡。危险化学品污染周边环境主要是指污染灾害区域的大气水域、地面和建筑物等，特别是在下风方向和水流下游，会造成极大污染。化学事故对人的危害不仅是生理上的危害，也会造成心理和精神伤害。事故规模越大，危害也越深，严重时，对个体成员往往会导致癔病发作，受害面较大时还会带来一些社会问题（引起秩序紊乱甚至局部地区动荡）。这主要是由于普通民众对危险化学品认识不足，会因恐惧而造成极大的心理压力，事故发生时的悲惨场面形成的心理阴影在短时间内难以消除。

（三）事故危害具有长期性

化学事故发生后，消除泄漏和扩散的危险化学品较为困难，作用时间相对比较长，有持久性的特点。其表现为化学毒物毒性内在的持久效应和造成的社会影响。特别是重特大化学事故中，滞留于空气、土壤和水中的毒害性物品多对其进行稀释、排除需要一个长期的过程。

（四）应急救援工作实施艰难

化工事故救援中，由何种物质引发事故需要进行技术鉴定；事故现场泄漏物浓度多大需要进行技术检测；扑救火灾需根据物质特性选取相应的灭火剂，需要选择用水或用泡沫，用普通泡沫或用抗溶性泡沫；事故后期如需实施洗消，需根据泄漏物质的性质选取相应洗消剂。救援过程中极易发生燃烧爆炸或人员中毒，救援环境危险性大。化学事故中心区域由于燃烧、爆炸，往往形成一个"高温、高压、缺氧、有毒"的高危地带，对救援人员和设备有非常高的要求。化学救援往往需要调集多方力量：有地方的，军队的，既有公安、消防、企业专职救援队伍，还有卫生防疫、环保、交通、科研院所等协助救援力量，涉及的行业多、人员多。危险化学品事故发生的初期，有时很难迅速确定是何种毒物中毒，毒物检验鉴定需要一定的设备和时间，大部分中毒是根据现场情况和临床表现而进行判断，容易出现误诊误治。中毒现场救治又需要具有防护能力的医学救治队伍，否则容易造成医务人员的中毒。不同物质的危害不同，救治的药物也不一样，有些症状只能用特定的药物救治，具有很强的选择性。而且在短期内中毒症状难以根治，溃烂伤口难以愈合。因而一般的医疗单位都不愿救治，有些也没有能力救治。此外，有些危险化学品的危害具有一定的潜伏期，即中毒症状几小时或几天后才出现，如 SO_2、NH_3 等，这样的病情更复杂，救治工作也更困难。由于化学事故具有突发性、持续时间长、受害范围广、急救和洗消困难等特点，为消除和控制事故产生的影响和危害，势必影响有关企业的生产、居民生活和交通等正常活动。尤其是一些国际化大城市一旦发生特大化学事故，必然会在国际上产生强烈反响，在政治、经济、文化交流等方面带来严重后果。

四、化工火灾事故危害影响因素

危险化学品泄漏扩散造成灾害性事故后，其发展变化过程及造成的危害大小受到很多因素的影响。

（一）化学品理化性质

危险化学品自身的物理和化学性质，与其在化学事故中可能造成的危害及危害程度紧密相关。

1. **状态**　化学品的聚集状态不同，危险性也不一样。如气体状态时扩散性最强，可能造成的危害也就最大。对易燃固体来说，细小粉末状态比块状固态更易燃烧，甚至会产生爆炸。如铝粉较铝块更容易发生粉尘爆炸。

2. **溶解性**　指化学物质溶于某种液体的能力大小，通常是指水溶性即在水中的溶解度大小。如水溶性强的气体更易附着于人的皮肤表面，从而渗入人体造成危害。

3. **熔沸点**　熔点是指化学物质在标准大气压下由固态转变为液态的温度；沸点是指化学物质在标准大气压下由液态转变为气态的温度。化学品的熔沸点越低，其熔化或气化就越快，在事故现场也就越容易扩散。

4. **闪点**　闪点是指液态物质在标准大气压下可以被点燃的最低温度。化学品的闪点越低，其燃烧爆炸的危险性越大。

5. **自燃点**　自燃点是指化学物质在某一环境中能引起自发燃烧的温度。化学品的自燃点越低，其危险性越大。

6. **相对密度**　液态物质的相对密度是指在通常状况下，物质的密度与4℃时水的密度的比值。化学品相对密度的大小决定了其浮于水面还是沉于水下，相继造成的危害也不相同。气态物质的相对密度是指在给定条件下，物质的密度与参比物质（空气）密度的比值。当蒸气相对密度小于 1 时，表示该蒸气比空气轻能在相对稳定的大气中趋于上升。在密闭空间内，轻的气体多集于上方。当蒸气相对密度大于 1 时，比空气重，泄漏后趋向于接近地面，能在较低处扩散到相当远的距离。若气体可燃或有毒，则会造成更大的危害。

7. 爆炸极限　指可燃气体或蒸气与空气的混合物能着火或引燃爆炸的浓度范围。空气中含有可燃气体（如氢气、煤气、天然气等）或蒸气（如乙醇气、苯蒸气）时，在一定浓度范围内，如遇到着火源就会发生爆炸。其最低浓度称为下限，最高浓度称为上限。爆炸极限一般用可燃气体或蒸气在混合物中的体积分数表示。根据爆炸下限，可把可燃气体分为两级（一级：<10%；二级：≥10%）。

（二）化学品毒害性

具有毒害性的化学品引发的灾害事故，与同等规模的事故相比，更易造成人员的中毒和伤亡。如天然气井喷事故危害与是否含有毒害性的硫化氢有直接关系。引发化学灾害事故的化学品毒性越大，所造成的危害就越大。同种毒害性化学品，在不同的情况下所造成的危害也不相同。其影响因素主要有化学品的浓度、状态、环境温度、风向风力等几个方面。毒害物的危害状态有：①气态：毒害物以气体分子形式分散于空气中。②气溶胶：毒害物的液体微粒或固体微粒分散悬浮于空气中。③液滴态：毒害物的液体滴在地面或物品表面。④微粉状：毒害物的固体微粉分散于地面或飞扬在空气中。就危害状态而言，通常危害最大的是气态和气溶胶（通过呼吸系统引起伤害），若非剧毒性物质，液态和固态的毒害性则相对较小。但液态和固态毒害物如果具有腐蚀性或强氧化性，则极易造成化学灼伤，如氢氟酸、液溴等。

（三）气象条件

1. 风速　风速影响泄漏气云的扩散速度和被空气稀释的速度，风速越大，大气湍流越强，空气的稀释作用就越强，风的输送作用也越强。一般情况下，当风速为 1 ～ 5m/s 时，有利于泄漏气云的扩散，危险区域较大；若风速再大，则泄漏气体在地面的浓度会相应降低。

2. 风向　风向决定着泄漏危险品的传播方向。化学事故中，下风方向将受到更大的危害。

3. 气温　气温越高，液态化学品挥发越快，气化率越高，可能造成的危害也越大。同时，温度高时人体的血液循环会加快，因而化学品进入人体的量也越多，损伤也越重。

4. 湿度　湿度越大，气体或化学品产生的蒸气越不容易扩散，对身处危险环境中的人员造成的危害更大。

5. 大气垂直稳定度　大气垂直稳定度是指大气发生垂直运动的难易程度，是评价空气层垂直对流程度的指标。通常按大气的稳定度不同，分为逆温、等温和对流三种状态。逆温、等温时，大气稳定性好，空气流动小，气态化学品不易向高空消散，会贴近地表扩散，危害相对较大；对流时，大气不稳定，空气垂直对流运动强，气态化学品消散快，造成的危害相对较小。

（四）地形地貌

地形地貌是指事故现场的陆地特征（平原或是山岳）、水域分布、植被以及建筑状况等。区域的地形地貌既会改变泄漏气云扩散速度，又会改变扩散方向。如密集建筑物、高层建筑物或山峦可对气态化学品的传播速度、方向产生影响；平原地带会增大气流速度；低矮的建筑物群、居民密集处、绿化地带及地面低洼处易滞留泄漏气云团等。

（五）人员状况

人员状况主要包括事故区域人员密集程度、个体状况以及整体防护水平等。危害区域内人员密集度越大，则受害人员越多，事故造成的危害就越严重。此外，人员的个体状况与危害程度有直接关系。通常，身体状况好抵抗力强的人所受到的危害相对就小。事故中，往往是老弱妇幼所遭受的化学品危害更大。

（六）其他影响因素

除上述因素外，危险化学品泄漏量、事故类型以及应急救援能力等对事故可能造成的危害同样有着较大影响。危险化学品的泄漏量越大，可能造成的危害就越严重；事故应急救援能力越强，对危险源控制得越早，危害就越小，反之造成的危害就越大。

五、化工火灾事故应急救援原则

化工火灾事故应急救援涉及面广，专业性强，单靠某一部门或单位的应急力量和资源常难以完成，必须将各方面的救援力量加以整合，协同作战，把握全局，统筹兼顾，才能提高应急救援效能，达到预期救援目的。

（一）准备与快速响应

灾害事故往往具有突发性，事先没有明显的征兆即使是有一定预警期的灾害，也很难准确预测其发生的具体时间和地点。而灾害一旦发生，就会在短时间内蔓延和传播，灾区人员的生命财产必将受到严重威胁和破坏。这就要求我们必须迅速动员和组织抢救力量，以最快的速度展开抢救行动。为了在战时具备强有力的快速响应能力，平时就应作好充分的应急准备。①思想准备：一方面，平时要注重加强减灾教育，强化应急救援意识；另一方面，对救援中可能遇到的问题要在思想上有充分的准备，全面考虑。②物质准备：救援队伍必须配备化学灾害事故救援所需的器材装备，储备救援行动中可能用到的各种物资，而且要使各类装备、器材始终保持良好的战备状态，确保一声令下后能够立即出动开展救援。③能力准备：一方面，平时应注意收集积累各种灾情资料，加强化学救援工作的研究分析，积极探讨事故的形成及其特点，掌握常见灾害事故的种类、性质和救援方法，提高专业理论水平；另一方面，针对本地区具体情况，积极开展调查研究工作，与政府其他部门共同制订有针对性的抢险救援预案，并有计划地按预案进行实战演练。快速响应具体体现在：接警调度快、到达现场快、掌握情况快、决策方案快、行动展开快。快速响应的关键是决策与行动要快，这就要求分析问题准确，确定方案果断，救援行动及时。情况紧急时，应简化程序以直接下达行动指令，切忌因按部就班而贻误抢救时机。

（二）指挥与协同作战

根据有关法律法规，应急管理部在国务院及国务院安全生产委员会的统一领导下，负责指导、协调危险化学品事故灾难的应急救援工作。地方各级人民政府、有关部门和企业将按照各自职责和权限，负责事故灾难的应急管理和应急处置工作。在事故应急救援中，单凭一方力量或仅靠一种功能的发挥，应急救援工作往往难以奏效。在实际处置中，因职能不同、力量不足及技术上的要求，会涉及消防、防化、交通、医疗、供水、供电等多个单位。而众多的单位和人员之间如果相互配合不好，职责不清，分工不明，极有可能导致秩序混乱、处置不力的被动局面。救援现场应及时成立总指挥部，再根据救援工作的需要，下设功能不同的分支机构，确保各单位和相关人员在统一的领导下，既合理分工，又通力合作，以较强的作战能力切实完成各项应急任务。只有这样，才能保证有限资源的充分利用和各方力量的科学调配，达到最大限度地提高抢险救援整体效能的目的。

（三）人员安全

危险化学品事故灾难应急救援工作要始终把保障人民群众的生命安全和身体健康放在首位，切实加强应急救援人员的安全防护，最大限度地减少化学事故造成的人员伤亡和危害。在救援行动中要坚持"救人第一"的原则。人是社会的主体和根本，减少灾害对其所造成的伤害应是救援的首要目标。坚持救人第一的原则，是减少人员伤亡、减少事故损失的关键。评价救援效能的高低，也主要取决于对人员的救护情况，人员伤亡少则体现出救援效果好。

（四）科学处置

应急救援中，应坚持单位自救与社会救援相结合。由于单位人员熟悉自身各方面情况，又身处事故现场，有利于初起事故的救援，可将事故消灭在初始状态。单位救援人员即使不能完全控制事故，也可为社会救援赢得时间并发挥知情优势，进而积极配合开展人员搜救和所需内部侦察、工艺处置等应急救援工作。化工火灾事故因危险化学品种类、状态、气象等因素而呈现不同的特点，应急救援中必须遵循参数客观规律，实施科学处置。要充分依靠科技进步，不断改进和完善应急救援的装备、设施和手段。要充分发挥专家的作用，科学决策，确保应急方案的科学性、权威性和可操作性。充分结合事故现场特点，科学规范应急救援程序。

六、化工火灾事故救援基本程序

造成灾害事故的危险化学品的性质各异，事故的情形也不尽相同，化学救援中如稍有不慎，就会影响救援效能，甚至还会造成新的危害，而救援工作应在现场总指挥部的统一指挥和有关专家的指导下进行。其基本程序和方法为：

（一）部署任务

接到报警后，应立即根据事故情况下达救援指令，进而调集救援力量，携带专用器材装备，迅速赶赴事故现场。实施要点如下：

1. **掌握灾情**　与事故单位和报警人保持联系，通过多种途径，尽可能了解掌握事故情况，主要包括：事故发生的时间、地点；危险品种类、数量；事故性质（泄漏、燃烧或爆炸）；危害范围；事故单位周边基本情况等。

2. **调集力量**　根据灾情迅速调集所需的救援力量，包括人员车辆、器材装备以及社会抢险救灾力量，并确定救援预案和任务分工。

3. **科学设点**　救援队伍进入事故现场后，应选取有利地形，速设置现场指挥部以及事故救援、急救医疗点等，并应设置醒目标示。

4. **汇总灾情**　按程序及时将事故概况及救援方案向上级部门汇报，请求必要的力量支援，并落实好有关指示和要求。

（二）侦检事故现场

在事故现场实施侦检是为了进一步收集事故现场的各方信息，以便确定攻防路线和阵地，实施科学有效救援。

1. **侦检信息**　针对事故救援，主要收集以下信息：①事故现场的地形地貌、道路水源。②引发事故的危险品名称、危害性、数量及其所在方位。③事故现场被围困人数及其所在方位。④泄漏化学品的浓度、扩散范围及风向风速和温度等气象情况。如果是在危险化学品运输过程中引发的化学事故，侦检过程中还要注意搜寻危险化学品运输标识，如危险化学品包装标志、运输标签和安全说明书等，从而尽快获取化学品的相关信息。

2. **侦检方法**　对事故现场实施侦检主要有外部观察、内部侦察询问知情人和利用仪器进行检测等方式。救援中通常是多种方式并用来收集所需的各种信息。如通过外部观察和内部侦察熟悉现场的地形地貌、建筑结构、设备分布和危险品泄漏状况；通过询情掌握现场人员分布情况、受害程度及危险品类型和特性；利用气象、燃气、毒气等检测仪器实施检测，尽快了解现场气象情况，明确危险品浓度分布和扩散范围。这些信息将为拟订救人方案、确定防毒防爆防扩散措施以及有效开展其他救援工作提供科学依据。

3. **仪器侦检程序**　侦检时应充分利用有关检测仪器，并严格按照下列程序实施，以确保侦检的有效性。

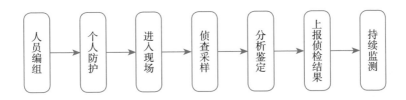

在事故救援中，实施侦检作业还应注意以下问题：①在侦检前要根据已掌握的情况，采取可靠的防毒防爆措施，对情况不明的应做最高等级防护。进入烟雾大、光线差的事故现场时应编成小组，并携带防爆灯具、安全绳等必要器材，并相互约定好前进与撤退等行动的有关信号。②侦检过程中应与指挥部随时保持联系并及时反馈信息，以便掌握情况，尽好尽早做决策。特别是发现急需抢救的人员时，应立即通知指挥部组织力量抢救或直接施救。③利用仪器检测时可采取固定点和巡回检测相结合的方法，居民密集区和交通要道应作为检测的重点。检测工作应贯穿救援工作全过程，检测结果应及时报告现场指挥部。④侦检中应注意保存样品，以利于进一步验证，并为案件的侦破提供证据。必要时应进行拍照和录像，但应注意防爆。

（三）控制危险区域

对危险区域实施控制，主要是防止无关人员和车辆进入，以免造成危害，也有利于救援工作的有效开展。实施要点：

1. **现场警戒**　根据危险品可能造成的危害和救援工作的需要，需在事故现场划定警戒范围，并于显要位置设置警戒线和警戒标志。为科学开展化学救援，对警戒区域一般按危险程度不同，又将其划分为警戒区、轻危区和重危区。其中轻危区是指对人员、装备及建（构）筑物等构成一定威胁，有发生燃烧、爆炸可能或轻微波及的区域；重危区则是指对上述对象会构成重大直接的威胁，并随时可能发生燃烧、爆炸的区域。在易燃易爆及有毒害性的危险化学品泄漏事故现场，其警戒区域的划分要根据现场检测的数据确定。

2. **清除火源**　清除警戒区域内的所有明火，切断该地区的供电线路，关闭手机、无防爆功能的电台和对讲机等通信器材，停熄无关车辆，冷却高温物体，并应注意消除摩擦、静电等潜在的着火源。清除火源主要是针对有爆炸危险的危险品事故现场，若危险品不能燃烧，如是氯气、氯化氢等泄漏，则对清除火源的要求不高。

3. **维护秩序**　在事故地区的主要交通要道实行交通管制，控制车辆和人员的进出，保证救援车辆通行。加强对重要目标和地段的警戒和巡逻，防止人为破坏，制造事端。为更好地维护警戒区及其附近地区的社会秩序，应及时利用通告、广播等形式将事故的有关情况及处置措施向群众通报，通过宣传教育，稳定群众情绪，严防由于群众恐慌或各种谣传而引起社会混乱。

（四）实施个人防护

救援人员到达现场时，绝不能盲目直接地深入内部。必须在对事故现场危险性有了基本了解和准确判断，做好必要的个人安全防护后方可展开救援行动。救援中如不采取安全防护措施或防护不当，救援人员极易遭到危险化学品的伤害。

个人防护包括呼吸系统防护和身体防护两个方面。呼吸系统防护即防止毒害性物质通过呼吸系统进入体内，主要措施为佩戴防毒面具、空气呼吸器或氧气呼吸器等，也可用防护口罩、便携式面具、湿毛巾等器材进行简易防护。如果在危险环境中的施救时间较长，或者救援人员需要到深层狭窄空间内实施作业，可采用移动式供气源防护。身体防护是对人的头部、皮肤以及眼睛的保护，避免其受到损伤或沾染化学品。救援中应根据事故现场的具体情况，可穿着防化服防御危险品对体表皮肤的侵蚀，也可利用防护眼镜、面罩、手套等对面部、手脚采取局部防护。化学救援实战中，根据事故现场各区域危险品浓度分布和可能造成的危害程度，对救援人员应采取分级防护，即在不同的防护区域采取相应的防护措施，具体标准参见防护技术内容。在实施个人防护中，应注意以下问题：①防护要做到科学有效，既要确保救援人员的安全，又要尽量不影响救援作业的实施。要避免防护不当的问题。一方面，由于对造成事故的化学危险物品危害性认识不足，采取的防护措施不到位或不正确；另一方面，对化学事故"过敏"而造成过当防护，即不论是什么性质的化学事故，一律都穿着隔绝式防化服，佩戴空气呼吸器，而这必定造成行动不便，影响救援效能。②救援过程中要坚持实施防护，不能因堵漏成功、刺激性气味减弱或没有气味等因素而放弃防护。③要注意防护"反应"。使用防护器材不仅会带来行动上的不便，而且还会产生防护"反应"，即对人体的正常生理功能造成不同程度的影响，尤其是佩戴呼吸器具、穿着隔绝式防化服时，人体正常呼吸、体表散热受到限制，呼吸阻力增大，全身闷热，会出现头痛、恶心等症状。外界气温高于20℃时，防化服内的温度就会接近于体表温度，从而严重影响机体散热，极易发生中暑，严重者可导致昏迷。因此，实施作业时应选派受过专业训练、身体素质好的人员。对患有呼吸系统、高血压、心血管等疾病的人员，应尽量避免或限制使用防护器材。

（五）救助围困人员

救助危险区域内的围困人员是救援工作中最重要、最急迫的任务，也是开展救援工作、减少灾害损失的关键所在。主要包括人员的疏散和伤员的抢救。实施要点：

1. **疏散人员** 即对被围困在事故现场危险区域内的人员，应及时组织疏散至安全地带（上风或侧上风方向）。尤其在毒害性气体泄漏量多、扩散范围大、波及人员多的情况下，必须作为重中之重。①施救准备：救援人员首先应熟悉地形，明确撤离方向；准备好进入危险区应携带的标志物（如小红旗）、扩音器以及强光手电等必要器材。②搜寻人员：救援人员进入危险区后，应立即通过敲门呼叫、查看等方式搜索被困人员。受害面积大、人数较多、地形复杂时，则应尽量组织事故单位和当地人员，充分发挥他们对情况熟悉的优势，协助搜救被困人员。③积极防护：撤离前，应先指导被围困在危险区域内的人员做好个人防护，尤其是对婴幼儿要加强防护（婴儿防护袋）。缺乏防护器材时可就地取材，先采取简易防护措施，如将衣服、毛巾等织物浸湿后捂住口鼻，用雨衣、塑料布、床单等把暴露的皮肤保护起来，快速转移至安全区域。对于一时无法撤出的群众，或已知泄漏的危险品数量有限，或不会有爆炸危险时，可将密封性好、耐火等级高的房间临时设置为避难间，指导他们紧闭门窗，用湿布将门窗缝塞严，关闭空调等通风设备和熄灭火源，等待时机再作转移。④迅速撤离：组织人员撤离危险区域时，应选择合理的撤离路线。对触碰了毒害性物品的人员，要在预先设置的洗消处实施洗消，到安全地带后再做进一步的检查，对已造成伤害的要尽快进行救护。在污染严重、被困人员多、情况比较复杂时，应有其他救援作业组的配合，如登高救人、大面积疏散引导等。

2. **现场急救**　即在事故现场对受伤人员实施紧急抢救，具体实施中分作三个步骤：①脱离险区。救援中首先应根据灾前人员的分布情况和已经撤出人员提供的信息，有针对性地查找、施救，然后再对危险区全面搜寻确保将所有伤员转移至安全地带。②现场急救。即对急重伤员实施紧急救护，让受害者呼吸新鲜空气，及时脱去污染衣物，清洗污染部位，并针对受害情况实施紧急救治，实施急救前必须按规定进行洗消处理，以防具有毒害性的危险品扩散。③转院治疗。对一些在现场难以救治的重伤员，在事故现场采取急救措施后，要立即组织转送到指定医院。到医院后要尽可能详尽地说明中毒原因并提供毒害物样品，以供及时检测确诊。

（六）控制事故源头

控制和切断造成事故的危险源头是化学救援工作的关键，操作过程要在事故单位的协助下，严格按照有关专家制订的方案进行。主要措施有：

1. **控制扩散**　即为防止泄漏化学品扩散而采取的措施，如对于压缩和液化气体以及容易挥发的液体化学品泄漏事故现场，应设置水幕、水带，以防因扩散而导致更大危害。如果泄漏物为液态且在向外围蔓延，尤其是在流向江河、湖泊时，应立即进行拦截；若流向地沟、下水道，则应及时封堵，以防引起大范围扩散、污染，甚至可能引发爆炸回燃。

2. **关阀断源**　即采取关闭阀门的措施来切断危险源。对于在生产过程中发生的危险化学品泄漏，应首先切断物料输送，关闭电源、水源和气源。危险化学品贮罐、运输槽车发生泄漏时，第一方案也应该是考虑关闭阀门。只有在关阀举措无法实施，或能够实施但不能奏效时再考虑其他方案。

3. **器具堵漏**　即根据现场的实际情况，利用相应的器材和堵漏工具，灵活运用不同的堵漏方法对管道、贮罐等实施堵漏。堵漏方法主要有：①利用外封式堵漏袋。对各种泄漏的管道、罐体、槽罐车的外部实施加压封堵。②利用内封式堵漏袋。堵塞大口径管道的泄漏，从管道的内壁通过充气施压达到堵漏的效果。③利用捆绑式堵漏带。主要是对小口径管道进行捆绑坚固后进行封堵。当液化气体泄漏时，可用棉纱、包布或棉被等捆扎泄漏部位，边缠绕捆扎边浇水，使之逐渐结冰，进而将裂缝或泄漏口堵住。④利用堵漏枪。对于各种小孔泄漏或贮罐阀门损坏导致的泄漏，应用专用的堵漏枪、密封胶和法兰夹具堵漏。⑤利用金属封堵套管和木质堵漏楔。对小口径管道泄漏或小孔径泄漏孔，可用金属封堵套管或木质堵漏楔进行堵漏。如果现场的堵漏器材不能满足堵漏需要，则应立即寻求加工单位制作相应的器材。

4. **收容输转**　即采取措施将泄漏出的危险品收容并输转出危险区域，以免造成更大危害。如对积聚在事故现场的化学危险品，应及时转移至安全地带。对泄漏罐体中的液态危险品，应在充分论证的基础上进行倒罐处理，并尽快转移出危险区，再进一步采取有效措施，以避免燃烧、爆炸或泄漏等事故的再次发生，防止事态扩大。

5. 冷却灭火 即采取措施扑救火灾，消防车辆应尽可能停靠在上风或侧上风方向，并加强对事故中已经起火的危险品容器及邻近设备设施进行冷却。①根据危险化学品的具体性质，选用合适的灭火剂扑救火灾。如对不溶于水的易燃液体，如果比水密度小，如汽油、苯、甲苯、松节油等，应用泡沫、干粉、二氧化碳灭火，采用雾救援所用的雾状水稀释、驱散蒸气；如果比水密度大，如氯苯、氯乙烷、溴丙烯等，应用水、泡沫、干粉扑救。对溶于水的易燃液体，如甲醇、乙醇、乙醛、丙酮、乙胺、甲酸甲酯等，应用抗溶性泡沫、干粉、二氧化碳灭火。对与水反应的物质不能用水、泡沫进行扑救。比较典型的有活泼金属、氢化钠、电石、连二亚硫酸钠、三氯硅烷等。必须注意的是，除了遇湿易燃物品，其他类别危险化学品中也有与水作用的，如易燃液体中的乙酰氯、异氰酸甲酯，自燃物品中的三乙基铝、腐蚀品当中的乙醇钠等，遇水会发生剧烈反应甚至爆炸。扑救可用二氧化碳（活泼金属火灾除外）、干粉、砂土等灭火剂。②泄漏的压缩或液化气体若已经形成稳定燃烧，不能急于灭火，而应用大量水冷却罐体及相邻有关设施，在做好充分准备并确有把握制止气体泄漏的情况下再考虑灭火。③灭火过程中要注意安全，如果出现罐体颤抖、通风孔发出啸叫以及火焰变亮、耀眼等危险征兆时，指挥员应及时下达撤退命令，现场人员看到或听到事先规定的撤退信号后，必须迅速撤至安全区域。

6. 排空点火 即为了避免造成新的危害，对无法实施堵漏也不能输转的危险品所采取的措施。如液氮泄漏可排空（危害不大）；在无法控制可燃气体泄漏时可考虑点火清除，避免因扩散蔓延而造成危害。在控制事故源头的过程中，救援人员进入事故现场前必须根据情况佩戴空气呼吸器、穿避火服或防化服、扎紧裤口袖口等；对空气呼吸器的气瓶压力、进出人员姓名和时间须专有 2 人负责检

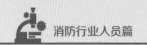

查登记；必要时应喷射雾状水掩护进入现场的人员，确保安全。

（七）洗消污染区域

危险化学品泄漏事故现场及附近的道路、水源都有可能受到严重污染，如果渗入地下，流入江河、湖泊等水体，污染会迅速蔓延，造成更大危害。洗消是消除危险品危害的有效方法。

1. **洗消作用**　洗消的主要作用为：①洗消能降低事故现场的毒性，减少事故现场的人员伤亡和对环境的污染，最大限度地降低事故损失。②洗消能降低染毒人员的染毒程度，为染毒人员的医疗救治提供宝贵时间。③洗消能降低事故现场的污染程度，提高事故现场的能见度，降低处置人员的防护水平，简化化学事故的处置程序，提高化学事故的救援效能。④洗消能缩小染毒区域，精减警戒人员，便于居民的防护和撤离。⑤洗消能使具有火灾爆炸危险的有毒物质失去燃爆性，消除事故现场发生燃烧或爆炸的威胁。

2. **洗消方法**　确定危险化学品种类和污染区域后，选用相应的洗消剂，对事故现场及周围的地面、道路、水源等及时组织洗消。必要时应在事故现场设置洗消站，对受污染的人员进行洗消，对救援所用的器材装备进行清洗，防止毒害物扩散。对洗消过程中产生的污水要集中进行无害化处理，经检测合格后方可排放，防止造成二次污染。

综上，化工事故与其他一般性事故比更加复杂，危险化学品种类多，性质差异大，救援技术性比较强，如果群众的防护意识较强，防护素质较高，事故发生后能迅速利用地形、物体和简易器材等进行防护，中毒后能及时采取自救、互救措施，则会大大减少人员伤亡，减轻事故的危害程度，相关知识需要开展科学普及。

第六节 消防中毒救治常识与安全防护

一、概述

有毒物质进入人体，达到一定积累量而产生损害的全身性疾病叫作中毒。毒物进入人体后会引起全身多脏器的反应，主要有局部刺激、腐蚀、麻醉、抑制酶的活性、竞争受体、造成组织细胞缺氧、干扰细胞或细胞器的生理功能等作用。

在临床上可将中毒分为急性中毒（短时间或一次性接触，毒物进入体内 24 小时内发病）、慢性中毒（小剂量、长时间反复接触，毒物进入体内 2 个月后发病）、亚急性中毒（介于急性和慢性中毒之间）。其中急性中毒起病突然，病情发展快，可能很快危及人员生命，必须尽快诊断并采取紧急救治措施。毒物进入人体的途径主要有三种：一是经呼吸道进入，如吸入有毒气体或颗粒物；二是经

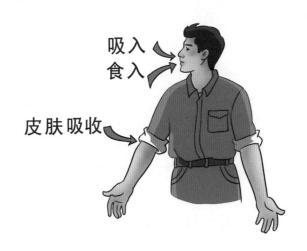

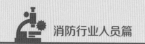

消化道进入，如误服毒物；三是经皮肤和黏膜进入，皮肤破损和出汗较多毛孔扩张时，毒物会加速进入体内。

二、中毒的分类

消防行业人员由于工作性质相对特殊，在执行任务的过程中可能引起中毒的物质主要有以下几类：

（一）经呼吸道进入的毒物

1. **一氧化碳** 是含碳物质燃烧不完全时的产物，一氧化碳与血红蛋白的亲和力比氧与血红蛋白的亲和力高 200～300 倍，经呼吸道吸入后与血红蛋白结合形成碳氧血红蛋白，使血红蛋白丧失携氧能力造成组织窒息，对全身的组织细胞均有毒性作用，尤其对大脑皮质的影响最为严重。吸入少量的一氧化碳就可能导致严重的身体反应，血液中碳氧血红蛋白为 10%～20% 时出现中毒早期症状，表现为头痛、眩晕、心悸、恶心、呕吐、四肢无力，神志尚清醒，脱离中毒环境并吸入新鲜空气后，症状迅速消失，一般不留后遗症。当血液中碳氧血红蛋白占比达到 30%～40%，在轻型症状的基础上，可出现虚脱或昏迷，皮肤和黏膜呈现樱桃红色，如抢救及时可迅速清醒，数天内完全恢复，一般无后遗症。短时间内吸入高浓度的一氧化碳或发现时间过晚，血液碳氧血红蛋白浓度达到 50% 以上，病人呈现深度昏迷，各种反射消失，大小便失禁，四肢厥冷，血压下降，呼吸急促，会很快死亡。部分患者昏迷苏醒后，经 2～60 天的症状缓解期，又可能出现迟发性脑病，以意识精神障碍、锥体系或锥体外系损害为主。一般昏迷时间越长，预后越差，中毒后期常留有痴呆、记忆力和理解力减退、肢体瘫痪等后遗症。

2. **二氧化氮** 吸入初期有轻微的呼吸道刺激症状，经数小时至十几小时或更长时间潜伏期后发生迟发性肺水肿、成人呼吸窘迫综合征，出现胸闷、呼吸窘迫、咳嗽、咳泡沫痰、发绀等。可并发气胸及纵隔气肿。肺水肿消退后两周左右可出现迟发性阻塞性细支气管炎。

3. **硫化氢**　有臭鸡蛋味的无色气体，对黏膜有强烈刺激作用，有很强的神经毒性，会导致中枢神经系统紊乱。短期内吸入高浓度硫化氢会出现流泪、眼痛、眼内异物感、畏光、视物模糊、流涕、咽喉部灼热感、咳嗽、胸闷、头痛、头晕、乏力、意识模糊等，部分患者可有心肌损害，重者可出现脑水肿、肺水肿，还会引起眼结膜水肿和角膜溃疡。处于极高浓度（1 000mg/m^3 以上）的硫化氢环境在数秒钟内就会突然昏迷，发生呼吸和心搏骤停。

4. **氯气**　轻度中毒有流泪、咳嗽、咳少量痰、胸闷、出现气管炎和支气管炎的表现。中度中毒发生支气管肺炎或间质性肺水肿，患者除有上述症状的加重外，出现呼吸困难、轻度发绀等。重度中毒发生肺水肿、昏迷和休克，可出现气胸、纵隔气肿等并发症。吸入极高浓度的氯气可引起迷走神经反射性心搏骤停或喉头痉挛而发生"电击样"死亡。

5. **二氧化硫**　易被湿润的黏膜表面吸收生成亚硫酸、硫酸，从而对呼吸道黏膜产生强烈的刺激作用。大量吸入可引起肺水肿、喉水肿、声带痉挛而致窒息。轻度中毒时发生流泪、畏光、咳嗽、咽喉灼痛等，严重中毒可在数小时内发生肺水肿，极高浓度吸入可引起反射性声门痉挛而致窒息。

6. **氨气**　轻度中毒出现流泪、咽痛、声音嘶哑、咳嗽、咳痰等，眼结膜、鼻黏膜、咽部充血、水肿，胸部 X 线征象符合支气管炎或支气管周围炎。中度中毒上述症状加剧，出现呼吸困难、发绀，胸部 X 线征象符合肺炎或间质性肺炎。严重者可发生中毒性肺水肿，或有呼吸窘迫综合征，患者剧烈咳嗽、咯大量粉红色泡沫

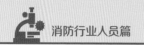

痰、呼吸窘迫、谵妄、昏迷、休克等。可发生喉头水肿或支气管黏膜坏死脱落窒息。高浓度氨可引起反射性呼吸停止。

7. 苯　油漆、稀料、工业胶水等有机溶剂都含有苯系化合物，大量苯经呼吸道进入人体后，造成憋气、胸闷、肺水肿，出现以中枢神经系统麻醉作用为主要表现的病理生理过程，可出现头痛、眩晕、耳鸣、步态蹒跚、酩酊感、嗜睡，重症者有抽搐、昏迷、呼吸中枢麻痹、幻觉及脑水肿等表现，严重者呼吸停止。对循环系统的影响为面色潮红、心悸、血压下降、休克、心肌炎、各种心律失常甚至室颤，如果是经消化道进入人体，还会引起恶心、呕吐、腹痛等。

以上几种毒物的救治和预防措施：首先要第一时间将患者转移脱离有毒区域，清理呼吸道异物保持气道畅通。苯中毒目前没有特效解毒剂，救治患者时要脱去受污染的衣物，用肥皂水清洗被污染的皮肤、毛发，如果病人清醒，应嘱其深呼气，排出体内残余的苯可缓解症状。如果病人昏迷且心脏停搏，应立即进行心肺复苏术，监测血氧分压、血清电解质和末梢血，及早实现高流量、高浓度氧疗，防止并发症，休克者在补足血容量的基础上，适当使用血管活性药物维持血压。昏迷者应积极防治脑水肿，可用 50% 葡萄糖或 20% 甘露

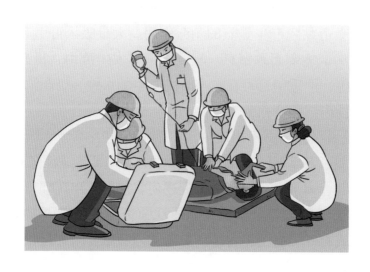

醇静脉注射，每日 2 ～ 3 次，中毒性肺水肿较重的患者，除给予肾上腺皮质激素治疗，还可联用抗生素治疗防治肺部感染。

一氧化碳是含碳物质不完全燃烧的产物，常见于较为封闭空间的火灾事故现场，在这类事故现场时要做好自身防护，佩戴空气呼吸器等专业防护装备，不要贸然进入起火建筑。二氧化氮、硫化氢、氯气、二氧化硫、氨气、苯等有毒物质常见于危化品泄漏、化粪池、下水道管井等事故现场，溶于水后产生腐蚀性液体。进行救治时除了要佩戴空气呼吸器外，还应穿戴相应等级的防化服，在做好自身防护的前提下保持安全距离，从上风处展开救援。

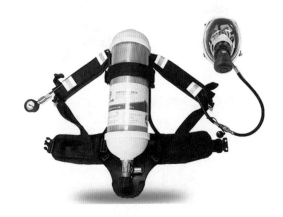

（二）经消化道进入的毒物

1. **有机磷**　剧毒农药、杀虫剂如 1605、1059、敌敌畏、敌百虫、乐果等容易引起有机磷中毒。乙酰胆碱是机体内一种参与神经信号传递的物质，在信号结束后被胆碱酯酶分解，有机磷进入体内后降低胆碱酯酶的活性，使乙酰胆碱不能分解，体内乙酰胆碱聚集过多后出现中毒症状，以致神经系统、横纹肌、平滑肌和某些腺体发生过度刺激，进而转入抑制和衰竭，产生一系列中毒症状。轻度中毒患者出现头晕、头痛、恶心、呕吐、多汗、胸闷、视物模糊、

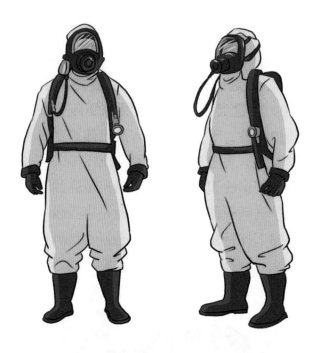

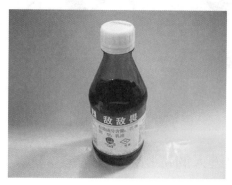

无力等症状，瞳孔可能缩小。中度中毒除上述症状外，还可出现大汗、流涎、腹痛、腹泻、行走蹒跚、肌肉震颤、言语不清、轻度呼吸困难、神志不清等，瞳孔中度缩小。重度中毒除上述症状外，呼吸极度困难，并有发绀、肺水肿，肌肉震颤更明显，大小便失禁、昏迷、惊厥，瞳孔小如针尖，少数病人可出现脑水肿。多数轻症患者在积极治疗 5～7 天后可痊愈，严重患者可能需要 10～14 天或更长时间的治疗，若未得到及时有效的救治，晚期可出现呼吸循环衰竭导致死亡。

2. 毒鼠强（四亚甲基二砜四胺） 又称"没鼠命""四二四"特效灭鼠灵等，纯品为白色粉末、无味、不溶于水。因对人及哺乳动物有剧毒、能引起二次中毒及环境污染等，国家禁止生产、买卖。因毒鼠强毒性强、无刺激性气味和色泽，常被用于自杀或他杀，大多口服，偶有注射投毒。意外中毒也较常见。毒鼠强是中枢神经系统抑制性神经递质 γ- 氨基丁酸（GABA）的拮抗剂，阻断 GABA 对神经元的抑制作用，使运动神经元过度兴奋，导致强制性痉挛和惊厥，同时抑制单胺氧化酶和儿茶酚胺氧位甲基移位酶等，使其失去灭火肾上腺素和去甲肾上腺素的作用，导致中枢神经功能紊乱，兴奋性增强。

毒鼠强稳定哺乳动物口服半数致死剂量为 0.1mg/kg，轻度中毒表现头痛、头晕、乏力、恶心、呕吐、口唇麻木、酒醉感，一般有心悸、胸闷表现，重度中毒表现突然晕倒，癫痫样大发作，发作时全身抽搐、口吐白沫、小便失禁、意识丧失，部分病例症状缓解4～5天，在一般体力活动时出现头晕、乏力、恶心、腹痛等。个别中毒者有腹泻，严重者有呕血，中毒后 3～7 天约 1/4 的病例有肝肿大及触痛，毒鼠强毒性极大，被实验动物食入后，吸收快、排泄慢，几分钟即可死亡，且化学结构非常稳定，不易降解，可造成二次中毒。

2015 年 2 月 18 日，汉川市 30 余人到城隍庙亲戚邹家"吊清香"，晚上聚餐时相继有 21 人很快出现中毒症状，最终造成 1 人死亡，相关部门从中毒者呕吐物中检测出毒鼠强。最终警方判定这是一起人为投毒案，嫌疑人张某为邹某的妻子，目前已被刑拘。

救治和预防措施：毒鼠强中毒至目前无特效治疗药物，口服中毒者应立即入院催吐、洗胃、导泻，进行对症及支持治疗，抽搐时应用苯巴比妥、地西泮等止痉。防止毒物进一步吸收致二次中毒，

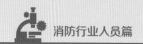

补液利尿促使已吸收的毒物排泄。

3. **镇静催眠药**　有巴比妥类、苯二氮䓬类、其他类等，多为脂溶性，可通过血脑屏障，大量服用会产生毒性反应，抑制呼吸中枢与血管运动中枢，导致呼吸衰竭和循环衰竭，自杀服用、误食是镇静催眠药中毒的主要原因。轻度中毒出现嗜睡、注意力不集中、情绪不稳定、记忆力下降、发声不清、步态不稳等，重度中毒出现肌张力下降、肌腱反射消失、低血压、休克、皮肤湿冷、脉搏细速、发绀、尿少、呼吸浅慢甚至停止等。

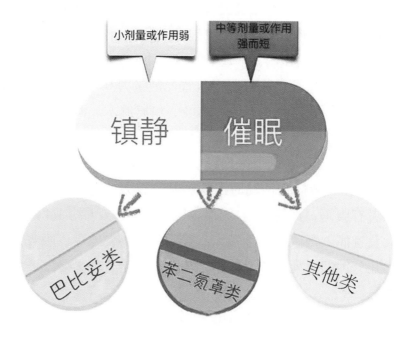

以上两种毒物的救治和预防措施：立即将中毒者脱离中毒环境，用 1∶5 000 高锰酸钾溶液或 2% 碳酸氢钠溶液彻底洗胃，不能够进行洗胃的可刺激咽部催吐后再给予硫酸镁导泻，必要时行血液净化治疗等。在救助服用含有机磷农药自杀的人员和扑救生产有机磷农药、化肥等工厂的火灾时应加强自身防护，避免经呼吸道、消化道或黏膜接触有机磷。

4. **毒蕈** 全世界已知的毒蕈约百余种，在中国已发现的有 80 余种，其中含剧毒的约 20 种。某些毒蕈形状及外观与可食野生草蘑相似，故常被误认作可食野生草蘑采食而致中毒。毒蕈种类繁多，所含毒素随种类不同而异，每种毒素的毒性和毒理作用各不相同。目前毒性较强的蘑菇毒素主要有鹅膏肽类毒素（毒肽、毒伞肽）、鹅膏毒蝇碱、光盖伞素、鹿花毒素、奥莱毒素。蘑菇毒素经消化道入血后对靶器官产生毒理作用，按照中毒作用的靶器官分为七种类型：

（1）**胃肠炎型**：是最常见的中毒类型，误食中毒后 10 分钟至 6 小时发病。主要表现为急性恶心、呕吐、腹痛、水样腹泻，伴有头昏、头痛、全身乏力。严重者会出现吐血、脱水、电解质紊乱和昏迷，一般病程短、恢复较快，预后较好，致死性不高。

（2）**神经精神型**：中毒潜伏期较短，通常误食后 15 分钟至 2 小时发病。主要表现为多涎、流泪、出汗、排尿、腹痛、腹泻、恶心、呕吐、共济失调、精神错乱、头晕、兴奋，并常伴有心搏缓慢等。

（3）**溶血型**：潜伏期为 30 分钟至 3 小时，表现为恶心、呕吐、腹痛等胃肠症状。部分可出现头痛症状，1～2 天后可出现急性贫血、血红蛋白尿、急性肾损害，最后可能因肝肾严重受损以及心衰而死亡。

（4）**急性肝损害型**：潜伏期为 6～12 小时，进食含鹅膏毒素的毒蕈中毒，一般情况下症状进展相对缓慢，6～12 小时后才出现恶心、呕吐、腹痛、腹泻等胃肠症状，也可 20 小时后才出现中毒症状，这个特点对临床诊断具有很高的价值。胃肠期过后，症状消失，近似康复，1～2 天内无明显症状，之后可重新出现腹痛、血样腹泻等症状，病情迅速恶化，鹅膏毒素经消化道吸收进入肝脏细胞后，通过抑制 RNA 聚合酶 II 的活性从而抑制蛋白质的合成，最终导致细胞死亡，出现肝功能异常、黄疸，最后导致、肾、心、肺、脑等多器官功能衰竭，5～8 天死亡。

（5）**急性肾衰竭型**：潜伏期为 8 ～ 12 小时，表现为呕吐、腹泻、腹痛等胃肠症状，少尿或无尿，肝功能轻度或中度损害，肝转氨酶升高约为正常上限的 15 倍，肾功能损害严重，生化指标表现为血肌酐和尿素氮升高。

（6）**横纹肌溶解型**：潜伏期为 10 分钟至 1 小时，刚开始表现为胃肠症状，并出现乏力感，24 小时后出现明显的全身乏力、肌肉痉挛性疼痛，明显的腰背痛、肌肉酸痛、胸闷、心悸、呼吸急促，少尿或无尿，尿液为血尿或肌红蛋白尿，呈酱油色，生化指标表现为肌酸激酶急剧升高，高达数万至数十万单位。

（7）**光过敏性皮炎型**：潜伏期较长，一般为 1 ～ 2 天，表现为光照射部位出现皮炎，如红肿火烤样发热及针刺般疼痛，还可出现轻度恶心、呕吐、腹痛、腹泻等胃肠症状，我国发现误食后引起此类症状的是叶状耳盘菌，外观和黑木耳较为相似。

救治和预防措施：毒蕈中毒的救治原则是早识别、早诊断、早治疗，对于潜伏期内无呕吐的患者，可使用筷子或指甲不长的手指刺激咽后壁致其反射性呕吐，但要谨防呕吐物误入气道，对婴幼儿要慎重评估后决定是否催吐；严重呕吐者不必洗胃，洗胃越早越好，一般在摄入毒物 4 ～ 6 小时内洗胃效果最好；为清除肠道停留的毒物，可用硫酸镁口服进行导泻，但有中枢神经系统、呼吸、心脏抑制的患者或者肾功能不良者不宜用硫酸镁，可使用甘露醇或山露醇作为导泻剂，特别是灌入活性炭后，更能增加未吸收毒物的排出效果；早期可使用葡萄糖、生理盐水大量输液促进毒素从尿中排出，同时应静脉注射利尿剂（呋塞米 20 ～ 40mg），但要注意水、电解质平衡和对低钾患者补钾。对急性肝损害性患者，应口服或静脉滴注维生素 K、必要时输注冰冻血浆纠正凝血功能障碍，口服乳果糖和新霉素预防肝性脑病，应每天 2 ～ 3 次静脉输注 25% 甘露醇 125ml/ 次来预防脑水肿。

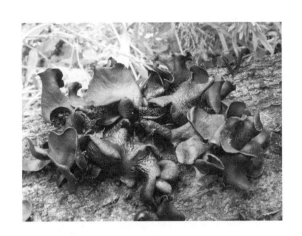

　　毒蕈的外观大多色泽鲜艳度高，伞形等菇（菌）表面呈鱼鳞状，菇柄上有环状突起物，菇柄底部有不规则突起物，野生菇（菌）采下或受损，其受损部流出乳汁，以上可用以辨别，无识别毒蕈经验者在野外不要自采蘑菇食用。

　　5. 沙门菌属　沙门菌属是很大的一组细菌，其中以鼠伤寒、肠炎和猪霍乱杆菌最常见。这种细菌在外环境中的生命力较强，在水、牛乳及肉类食品中能生存几个月，其繁殖的最适温度为37℃，与人体温度接近。乳与乳制品中的沙门菌属经巴氏消毒或煮沸后迅速死亡。中毒表现有胃肠型、伤寒型、败血症型三种，以急

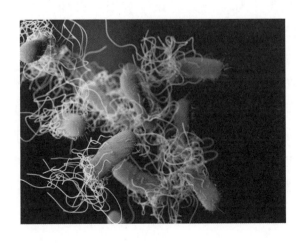

性胃肠炎表现为主，潜伏期一般 12 ～ 24 小时，最短 2 小时，长则 2 ～ 3 天。前驱症状有恶心、头痛、全身乏力和发冷等。主要症状有呕吐、腹泻、腹痛，粪便为黄绿色水样便，有时带脓血和黏液。一般发热 38 ～ 40℃。重症患者出现寒战、惊厥、抽搐和昏迷。病程为 3 ～ 7 天，一般预后良好，但体弱者若没有及时得到救治也会导致死亡。

救治和预防措施：重症者应首先维持水电解质平衡，给予大量维生素 C，腹痛者可给予阿托品治疗，抗菌者可给予诺氟沙星、氧氟沙星或氨苄青霉素、羟氨苄青素治疗。注意饮食、饮水卫生，在执行地震、水域、山岳救援等长时间户外任务期间保持食材的干净卫生，加工肉、蛋、禽、奶类的食品要做到彻底熟透，不吃病、死畜禽的肉类及内脏、不喝生水，食品储存应严防污染。

6. **变形杆菌** 变形杆菌为腐物寄生菌，广泛分布在自然界中，如土壤、水、垃圾、腐败有机物以及人和动物的肠道内，人和动物的带菌率可高达 10% 左右，肠道病患者的带菌率较健康人更高，为 13.3% ～ 52%，变形杆菌在人体内生长繁殖产生大量肠毒素引起食物中毒。致病因素有鞭毛、菌毛、内毒素和溶血毒素等，本属细菌中尤以奇异变形杆菌最为常见，可以引起败血症，病死率较高。按临床表现分为胃肠炎型和过敏型。胃肠炎型潜伏期 3 ～ 20 小时，主要表现为恶心、呕吐、腹痛、腹泻、头疼、头晕等，多呈脐周围部的剧烈绞痛或刀割样疼痛，腹泻为水样、带黏液恶臭、无脓血，一天数次至十余次，体温一般在 38 ～ 39℃。全身中毒症状轻，严重者有脱水、休克或酸中毒。过敏型潜伏期 0.5 ～ 2 小时，主要表现为皮肤潮红，以面部、颈胸部明显，呈醉酒样面容，伴头痛，偶可出现荨麻疹样皮疹，伴瘙痒。少数患者可同时出现上述两型临床表现。病程比较短，一般 1 ～ 3 天，多数 24 小时内恢复。

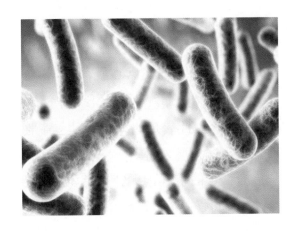

救治和预防措施：胃肠炎型患者给予补液和解痉治疗，吐泻明显伴有脱水、休克或酸中毒时，应及时补足液体，纠正电解质失衡。选用磺胺类、氨基糖类或喹诺酮类抗生素治疗，疗程一般不超过 3 日，严重病例可延长至 5 日。过敏型患者以组胺治疗为主，选用异丙嗪、苯海拉明、氯非那敏或 10% 葡萄糖酸钙缓慢静脉注射，地塞米松或等效剂量甲泼尼龙、氢化可的松等加入 5% 葡萄糖液中缓慢静脉滴注。日常加强食品管理，注意饮食卫生，严格做好炊具、食具及食物的清洁卫生，禁食变质食物，食物应充分加热，烹调后不宜放置过久，凉拌菜须严格卫生操作。

7. **黄曲霉毒素** 主要由黄曲霉菌产生，对人的半数致死量为 0.36mg/kg，1993 年被世界卫生组织癌症研究机构划定为一类天然存在的致癌物，是毒性极强的剧毒物质。主要损害肝脏，表现为肝细胞核肿胀、脂肪变性、出血、坏死及胆管上皮、纤维组织增生。同时肾脏也可受损害，主要表现为肾曲小管上皮细胞变性、坏死。黄曲霉毒素中毒早期有胃部不适、腹胀、厌食、呕吐、肠鸣音亢进、一过性发热及黄疸等，严重者 2 ～ 3 周内出现肝脾肿大、肝区疼痛、皮肤黏膜黄染、腹腔积液、下肢水肿、血尿等，也可出现心脏扩大、肺水肿、胃肠道出血、昏迷甚至死亡。

黄曲霉毒素有很强的急性毒性，也有显著的慢性毒性。由黄曲霉毒素引起的中毒事件，国内外都有过报道，其中以1974年印度发生的一起食用霉变玉米中毒事件最为严重，该事件导致397人中毒，106人死亡，尸检及病理实验证明这次中毒事件的原因是黄曲霉毒素B1中毒。而慢性毒性表现为生长障碍，肝脏出现亚急性或慢性损伤，体重减轻，诱发肝癌等。

救治和预防措施：黄曲霉毒素无特效解毒剂，以对症、保肝等综合治疗为主，对于急性中毒者，给予大量维生素C及B族维生素、葡醛内酯等药物治疗。黄曲霉毒素主要污染粮油及其制品，花生、玉米易受污染，这类食品不宜储存太久，食用前应注意是否发霉变质。

（三）经皮肤、黏膜接触的毒物

化学毒物经皮肤进入体内一般分为两个阶段，第一阶段是外来化合物透过皮肤表皮，即角质层的过程，为穿透阶段；第二阶段是由角质层进入乳头层和真皮层并吸收入血，为吸收阶段。能经皮肤进入血液的毒物有三类，一是能溶于脂肪及类脂类，主要是芳香族的硝基、氨基化合物、金属有机铅化合物等，其次为苯系化合物；二是能与皮肤中的脂酸根结合的物质，如汞及汞盐、砷的氧化物及盐类；三是具有腐蚀性的物质，如强酸、强碱、酚类及黄磷等。上述毒物中，消防行业人员最常见的有氨基化合物和酚类。

1. **苯胺** 为芳香族氨基化合物，短期内皮肤吸收大量苯胺会出现高铁血红蛋白血症，表现为发绀，舌、唇、指甲、面颊、耳廓呈蓝褐色，严重时皮肤、黏膜呈铅灰色，并伴有头晕、头疼、乏力、胸闷、心悸、气急、食欲缺乏、恶心、呕吐、步态蹒跚甚至昏迷等症状。可在中毒4天左右发生溶血性贫血，中毒2～7天内发生毒性肝病。2017年10月27日，世界卫生组织国际癌症研究机构将苯胺列入 3 类致癌物清单中。

救治和预防措施：皮肤染毒者应脱去被污染的衣物，予以 5% 醋酸或 70% 乙醇清洗皮肤，着重清洗皮褶、毛发等部位防止毒物残留，如出现高铁血红蛋白血症，可给予静脉注射维生素 C 治疗。

2. **酚类** 常见的酚类有石炭酸（苯酚）、来苏尔（煤酚皂）、木馏油、雷锁辛（间苯二酚）、六氯酚、臭药水（煤焦油皂溶液）等，其中以石炭酸的毒性和腐蚀性最大。酚类对皮肤、黏膜有刺激、麻痹和引起坏死的作用，吸收后对中枢神经系统的作用是先兴奋后抑制，并能直接损伤心肌和小血管。皮肤接触酚类后局部出现红斑或呈无痛性苍白色，严重者皮肤被腐蚀坏死。较大面积皮肤污染时，可经皮肤吸收引起中毒，表现为心律失常、休克、代谢性酸中毒、通气过度、肾损害等。

救治和预防措施：急性酚类中毒无特效解毒剂，一般采用对症治疗。立即脱去被污染的衣物，用浸过聚乙烯乙二醇 -300 或聚乙烯乙二醇和甲基化酒精混合液（2∶1）的棉花反复揩洗被污染的皮肤，也可将皮肤浸入上述清洗液中，然后用清水冲洗干净。皮肤被酚类灼伤时，用饱和硫酸钠溶液湿敷，并按化学灼伤进一步处理。消防行业人员在有酚类泄漏的事故现场时，要加强自身防护，保持安全距离，避免皮肤、口、鼻、眼暴露在有酚类物质的环境中。

参考文献

[1] 李秀楼，李立明 . 工伤事故流行病学研究进展 [J]. 中华流行病学杂志，2000，21（1）：64-66.

[2] 杨建伯，董情 . 社会医学 [M]. 北京：人民卫生出版社，1990.

[3] 公安部，国家统计局，劳动部.火灾统计管理规定 [J].上海消防，1997（2）：6-7.

[4] 曾光.现代流行病学 [M].北京：气象出版社，2002.

[5] 张涛，马骏，王用金，等.中国 2001-2008 年生产安全事故报告资料分析 [J].中华流行病学杂志，2009，11（30）：1212-1213.

[6] 张涛，王明晓，张斌.2001 至 2008 年全国重大安全事故报告资料分析 [J].中华预防医学杂志，2009，12（27）：772-773.

[7] ZHANG T. Analysis on occupational-related safety fatal accident reports of China，2001-2008[J].Safety Science，2010，6（48）：640-642.

[8] 赵志馨.矿山企业职工伤亡事故统计工作思考 [J].劳动保护技术，1998，18（3）：54-58.

[9] 官运华，白福利.全国死亡百人以上事故统计分析 [J].中国安全生产科学技术，2006，2（6）：105-107.

[10] 杨建明，陈永青.《消防员职业健康标准》实施指南 [M].北京：化学工业出版社，2013.

[11] 张在其.灾难与急救 [M].北京：人民卫生出版社，2017.

[12] 罗书练，郑萍.突发灾害应急救援指南 [M].北京：军事医学科学出版社，2011.

[13] 曾红，谢苗荣.灾难医学救援知识与技术 [M].北京：人民卫生出版社，2017.

[14] 吴越.城市传统居住街区的火灾事故致因与对策研究 [J].中国安全科学学报，2004.

[15] 王伟.浅析高层建筑防火安全问题及预防对策，从大型高层建筑火灾中的几点启示 [J].安防科技，2006.

[16] 官大威.法医学辞典 [M].北京：化学工业出版社，2009.

[17] 王桂琴，强华.医学微生物学 [M].北京：中国医学科技出版社，2016.

[18] 龙云霞，杨娉萍，杨云，等.临床检验实践与诊疗指南 [M].青岛：中国海洋大学出版社，2013.

[19] 劳文艳，林素珍.黄曲霉毒素对食品的污染及危害 [J].北京联合大学学报：自然科学版，2011（1）：64-69.

第二章

常见消防职业健康危害

第一节 烧伤

烧伤一般是指包括如水、汤、油等热液，或者蒸汽、高温气体、火焰、炽热的金属液体或固体等引起的组织损害，主要是伤及皮肤和黏膜，严重者也可伤及皮下或者黏膜下组织，如肌肉、骨、关节甚至内脏。

一、伤情判断

主要是烧伤面积的计算，深度的估计。

（一）烧伤面积的估算

通常可采用简单的单掌计算法，手掌面积相当于1%体表面积。

也可以采用新九分法：头颈部占9%：发部、面部、颈部各占3%；双上肢占9%×2：双手占5%，双前臂占6%，双上臂占7%；躯干会阴占9%×3：躯干前部、后部各占13%，会阴部占1%；双下肢及臀部占9%×5+1：双臀占5%，双大腿占21%，双小腿占13%，双足占7%。

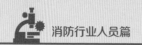

成年女性双臀和双足各占 6%。

（二）烧伤深度的估计

烧伤深度通常采用以下评估方法：①Ⅰ度（红斑）达表皮角质层，红肿热痛，感觉过敏，表面干燥 1 周后脱屑痊愈，无瘢痕。②浅Ⅱ度达真皮浅层，部分生发层健在。剧痛，感觉过敏，有水疱，基底部呈均匀红色、潮湿，局部肿胀 1～2 周愈合，无瘢痕，有色素沉着。③深Ⅱ度达真皮深层，有皮肤附件残留。痛觉消失，有水疱，基底苍白间有红色斑点、潮湿，3～4 周愈合，可有瘢痕。④Ⅲ度（焦痂）达皮肤全层，甚至伤及皮下组织，肌肉和骨骼。痛觉消失，无弹力，坚硬如皮革样，蜡白焦黄或碳化，干燥。可见皮下静脉阻塞如树枝状，2～4 周焦痂脱落，形成肉芽创面，除小面积外，一般均需植皮才能愈合，可形成瘢痕或瘢痕挛缩。

（三）烧伤严重性分度

烧伤的严重程度通常按照以下方法分类：①轻度烧伤：Ⅱ度以下烧伤总面积在 9% 以下；②中度烧伤：Ⅱ度烧伤面积 10%～29% 或Ⅲ度烧伤面积不足 10%；③重度烧伤：总面积 30%～49% 或Ⅲ度烧伤面积 10%～19% 或烧伤面积虽不达上述百分比，但已发生休克等并发症、呼吸道烧伤或有较重的复合伤；④特重烧伤：总面积 50% 以上或Ⅲ度烧伤 20% 以上或已有严重并发症。

二、烧伤致伤因素分类

火焰、热水、热粥等流体和半流体、高温蒸汽和烟雾、沥青、金属等热熔半固体和固体是常见的致伤原因，上述因素都属于热损伤。化学烧伤是另一种常见烧伤，也称为化学灼伤。化工生产中，化学灼伤常常伴生产中的事故或由于设备发生腐蚀、开裂、泄漏等造成的。电流通过人体可以造成全身电击伤和局部电烧伤，致人体皮肤、皮下组织、深层肌肉、血管、神经、骨关节和内部脏器的广泛损伤。一般地说，电压愈高、通电时间愈长，损伤愈严重；如果电压相同，交流电要比直流电的危害大。越厚的皮肤，电阻越大，局部烧伤越浅；越薄的皮肤，特别是表面潮湿时，电阻则小，烧伤较深。具体分为电接触烧伤、电火花烧伤、电弧烧伤三类。其他还有核爆炸释放的热量和电磁辐射会引起令人恐惧的烧伤，放疗会对一部分患者造成烧伤，激光和微波造成的烧伤虽不常见，但更需引起重视。

三、烧伤急救原则与转运

烧伤现场紧急救治是最早的一个环节，如若现场急救得法，则可大大减轻烧伤的严重程度；现场处理不当常导致烧伤加重或贻误抢救时机，给入院后的救治带来诸多困难。现场急救的基本要求是迅速终止热源致伤、脱离现场和进行危及生命的救治措施。

针对不同烧伤原因，采取相应的急救措施。现场抢救的目标是尽快消除致伤原因。小面积浅表烧伤按外科原则，清创、保护创面，能自然愈合。大面积深度烧伤的全身性反应重，治疗原则包括：①早期及时补液，维持呼吸道通畅，纠正低血容量休克；②深度烧伤组织是全身性感染的主要来源，应早期切除，自、异体皮移植覆盖；③及时纠正休克，控制感染是防治多内脏功能障碍的关键；④气道是重点评估的内容，儿童患者尤为重要。因为气道阻力随着气道半径不同而变化，如果面部、气管水肿或怀疑气道水肿进行性加重，应尽早实施气管插管；⑤重视形态、功能的恢复。

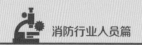

（一）热力烧伤现场急救

热力是烧伤的最普遍的原因，现场急救的要点就是消除原因、冷却降温、应急处理、保护创面、寻求帮助。消除原因就是要扑灭火焰，切勿奔跑、呼喊；降温就是用冷水冲伤口，小面积烧伤也可以采用冷水浸泡；检查呼吸、脉搏、神志、面色等，如果有休克或者心搏骤停，要第一时间给予应急处理；在伤口肿胀之前小心地脱除戒指、手表、皮带等，正常黏着在表面的衣物应在冷水冲洗降温后，小心地除去和剪除，可以用一些敷料、保鲜纸、清洁床单等保护创面，在保护创面的时候，不能涂有色药物，尽量不要将水疱破坏；在现场急救过程中，一般采取口服 5% 的淡盐水预防休克；面部、呼吸道烧伤，松开颈部的衣物，清除口腔和呼吸道的分泌物来保持气道通畅，有条件的给予一定的吸氧，将所有的应急措施处理完毕之后，要尽快送到专科治疗。

（二）化学性烧伤及现场急救

化学物品接触人体除立即损伤外，还可继续侵入或者被吸收，导致进行性局部损害或全身性中毒，损害程度与化学物品的性质相关，同时还取决于剂量、浓度和接触时间的长短。化学性烧伤急救的特点是，在接近急救伤者之前，首先要确定救护者的自身安全，尽量确认化学物品的性质，立即脱去被致伤因素浸湿的衣物，迅速用大量的清水长时间冲洗，至少 30 分钟。禁忌涂油膏、甲紫、红汞等有色药物。若现场有条件，可用中和剂。值得注意的是，酸碱中和反应有时会产热，所以中和不能取代冷水冲洗。头面部的化学烧伤应特别注意眼睛是否有烧伤，有眼烧伤，则应先冲洗眼睛。化学品造成的消化道损伤，如误服酸的患者应马上服用鸡蛋清、牛奶、豆浆之类的，如误服碱的患者可以服食醋、5% 醋酸、清水。

一般情况下误服酸、碱，导致的局部消化道损伤，禁止洗胃。

1. **酸烧伤** 强酸如硫酸、硝酸、盐酸，可以使组织细胞脱水，与蛋白质结合形成酸性凝固蛋白盐。其特点是少见水疱，呈皮革样的焦痂，创面黄棕色或深棕褐色，一般强酸烧伤不向深部侵蚀，但疼痛剧烈。石炭酸，可使局部脱水变性坏死，作用较强酸弱，创面为蜡白色、灰黄色或青灰色，其特点就是渗入血液使肾脏等脏器受损。氢氟酸损伤的特点除了呈褐色硬痂之外，还可以使骨脱钙坏死，局部疼痛非常剧烈。

2. **碱烧伤** 常见的是氢氧化钠或氢氧化钾，碱烧伤使组织细胞变性，形成可溶性蛋白盐皂化脂肪，不断向深部侵害。日常接触比较多的像生石灰、氢氧化钙、电石等遇水容易产热，所以除了碱烧伤的损伤之外同时还伴有热力损伤的特性。

3. **磷烧伤** 磷在空气中自燃直接会导致皮肤表面热烧伤，烟雾吸入之后可以导致肺水肿。无机磷经创面吸收还可以致肝、肾等损害。

（三）特殊的损伤

毒剂损伤在日常生活中接触得比较少。如芥子气导致的糜烂性损伤，应该立即用 5% 氯胺乙醇液或 1∶5 漂白粉溶液涂抹皮肤，10～15 分钟之后水洗。烧伤伴有其他的外伤，在现场急救的同时，要注意同时对其他复合伤的处理。如合并大出血应立即加压包扎，并记录时间；有骨折、脊柱损伤时在搬运和固定的时候要注意，首先要简易固定、制动。

（四）转送

在转送烧伤危重病人的问题上，确实没有条件就地治疗的需要选择转送，如果当地或者就近没有救治烧伤患者的经验，一定要先

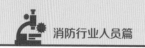

抗休克再转送，或者是抗休克的同时进行转送。热力烧伤之后，冷水冲洗即冷疗能够防止热力继续作用于创面使其加深，并可减轻疼痛、减少渗出和水肿。所以在现场的急救当中，冷疗做得是不是充分，直接决定了后续治疗有没有困难和并发症的问题。所以，患者烧伤后应尽早进行冷疗，并且越早效果越好。一般的现场急救措施包括脱离热源、急救处理、保护创面、初步分类、填写伤单五个步骤，然后转送到就近的医院。转送时一定要注意转送时机，转送前应该处理的一些措施，转送途中注意事项以及运送工具与伤员的体位等。

第二节　爆炸相关性气道损伤

在消防职业中，爆炸伤是最危险的一种职业损伤。爆炸伤主要损害人体含气组织，如肺、鼓膜和胃肠道、脑、眼球、动脉等。鼓膜是爆炸损伤的最常见器官。严重的爆炸性肺损伤，可以 48 小时才出现，是幸存者最常见的致命性爆炸损伤。本文主要介绍爆炸相关性气道损伤。

一、相关定义

（一）爆炸及爆炸冲击波

爆炸是物质系统的一种极为迅速的物理的或化学的能量释放或转化过程，是系统蕴含的或瞬间形成的大量能量在有限的空间和极短的时间内，急剧释放或转化的现象。爆炸效应及爆炸

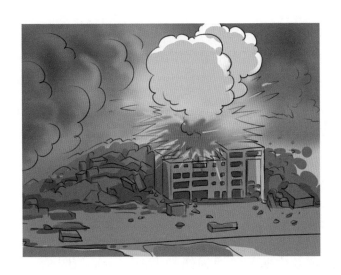

产物产生的破坏作用，主要表现形式为冲击波、爆炸碎片、地震波、火灾、有毒气体等。其中冲击波是爆炸瞬间形成的高温、高压、高能量密度的气体产物，以极高的速度向周围膨胀，强烈地压缩周围的空气，使周围空气的温度、压力和密度突跃式地升高，产生一种超音速的冲击波，冲击波又通过空气的传播而达到周围的建筑物及生物体等目标上，形成极其强烈的冲击波效应。

（二）爆炸冲击伤

瓦斯爆炸、烈性炸药或核武器爆炸时，瞬间释放出巨大的能量，使爆心处的压力和温度急剧增高，并借周围介质（如空气、水、土壤或钢板等）迅速向四周传播，形成一种高压和高速的波，因冲击波作用而使机体产生的各种损伤，称之为爆炸冲击伤（explosive blast injury）。典型的爆炸冲击伤（即一般所说的爆震伤）主要累及听器和内脏，特别是含气多的肺组织，而伤员的体表常完好无损。受伤早期，伤员因代偿功能可使主要生命指征（如呼吸、循环等）维持正常，但不久伤情便急转直下。同时，冲击伤还可伴

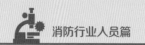
有其他类型的损伤（如烧伤及其他机械伤），或表现为多发伤，如未能及时诊断和采取相应的救治措施，则易错过抢救的时机造成致死性的后果。

二、气道损伤分类

气道损伤主要包括颌面部损伤，颈部损伤，喉外伤，耳爆炸冲击伤，肺爆炸冲击伤。

（一）颌面部损伤

可导致危及生命的气道损伤和出血，会造成眼睛、鼻和下颌功能障碍。具体分为牙槽、颞下颌、中面部、颧骨和眼窝的损伤，中面部损伤可致 LeFort 骨折，伴有颅骨断裂和脑脊液漏。

（二）颈部前方损伤

部分患者最初可表现为正常气道，但是在之后的几小时内可因喉断裂、出血及组织水肿的进行性发展使气道受压，发生喉部和气管分离。

（三）喉外伤

症状和体征与损伤的严重程度可能无相关性，可合并的损伤包括颅底、颅骨的骨折，颈部、食管和咽部的损伤。

（四）耳爆炸冲击伤

耳爆炸冲击伤是指受伤后出现听力丧失、耳鸣、耳痛、眩晕、外耳道出血等症状。大多数听器冲击伤均有耳鸣，且持续时间较长。中耳损伤时常为单侧，常出现眩晕，但持续时间较短，数分钟至数小时不等。少数伤员可发生一过性的恶心呕吐或前庭功能障碍等症状。

（五）肺爆炸冲击伤（blast lung injury，BLI）

临床表现取决于肺部受到冲击损伤的程度，常合并气胸、血气胸和多发性肋骨骨折，出现相应的症状和体征，严重的伤员可发展成为急性呼吸窘迫综合征。

三、气道损伤的评估原则

检查气道损伤的症状和体征，如呼吸急促，缺氧，意识改变，气胸等；观察有无休克的症状和体征，如心动过速，低血压，意识改变，呼吸急促，脉压下降。时间允许，患者能够配合时，要尽量完成标准的气道评估，警惕误吸，判断损伤性质是挫伤还是贯穿伤，同时评估其他部位的复合伤，包括头部、颈部、胸部、脊椎、骨和肌肉等，评估呼吸道结构破坏的情况，包括喉部、颌面部、颈部贯穿伤、热损伤等。

四、气道损伤的临床表现

（一）上气道损伤

在爆炸现场，因吸入超过150℃的气体可立即损伤口、咽喉部黏膜，使之充血、水肿和溃破，除热力外，烟雾的毒性产物也可损伤上气道。由于下咽部、会厌和会厌皱襞覆盖的黏膜都很疏松，因此极易发生水肿，声带水肿向内突出，使气道狭窄，若水肿使声带宽度增加超过8mm，则可致气道完全阻塞。

（二）耳爆炸冲击伤

因爆炸冲击伤，可出现耳痛、耳鸣、听力损失、血样或水样分

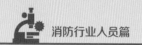
泌物，甚至炎性分泌物及头晕等。鼓膜穿孔一般位于紧张部，呈不规则形。合并听骨链损伤时有比较严重的传导性耳聋。爆震伤也可能使圆窗和卵圆窗破裂而导致感音神经性聋。合并颞骨骨折时外耳道可表现为出血，并可伴有耳鸣、脑脊液耳漏等。

（三）爆震性听力损失

听力下降是最常见的症状，听力损失的程度和爆炸源距离、爆炸次数及爆炸强度密切相关。爆炸冲击波损伤中耳时，如鼓膜破裂，可表现为传导性耳聋。伤及内耳及听神经时表现为感音神经性聋。中耳、内耳及听神经合并伤时表现为混合性耳聋。双耳呈非对称性（暂时性或永久性）听力下降，爆震后立即出现，程度轻者可逐渐恢复。早期出现耳部不适感、耳痛及耳鸣，耳鸣多呈双侧持续性高调，耳聋则呈进行性加重，听力损失逐渐由 4kHz 高频区向语频区发展。

五、爆炸冲击伤的气道管理

爆炸冲击伤时气道阻塞的原因是多方面的，可由火器伤直接引起，也可由继发性损伤引起。主要原因包括面部的损伤、颅脑损伤、吸入性烧伤、胸部冲击伤及胸部爆震伤引起的昏迷、颈部血管、软组织移位、骨折片等对气管的压迫和气管内的损伤及异物等。无意识的伤员应该以抬或推颌法开放气道。如果存在自主呼吸并且没有气道阻塞，进一步的气道管理最好应该建立鼻咽部气道。如果伤员持续清醒，经口咽部气道开放更容易忍受，但是在搬运期间经鼻咽部气道开放比较稳固。另外，牙关紧闭症（颌骨强力咬紧）通常发生在头部损伤的伤员，这使得经口腔气道开放很难做到。无意识的伤员应该被放置于半俯卧位的复苏位置以阻止吸入血液、黏液或呕吐物。使用鼻咽通气管后无法缓解呼吸困难者，可采用环甲膜穿刺临时缓解气道阻塞，并立即后送伤员，由医疗所等机构进行气管插管或环甲膜切开。爆炸冲击伤时气道阻塞现场最重要的急救措施是开放气道和通气。开放气道的方法包括清除呼吸道异物和解除舌后坠等，而通气主要采用鼻咽通气，必要时使用环甲膜穿刺术或切开术。

六、肺爆炸冲击伤

各种原因引起爆炸产生的冲击波对爆区人员造成的以肺为主要靶器官的机械性损伤。作为含气组织相对丰富（如肺泡）的器官，肺的损伤将首当其冲。作为冲击波作用的"靶器官"，肺较其他脏器损伤机会多、程度重，常常影响着全身伤情的发展和转归，是冲击伤早期死亡的主要原因之一。

（一）发生机制

主要包括内爆效应、碎裂效应、血液流变学效应和血流动力学变化、惯性效应、压力差效应、负压与肺泡扩张效应，以及生物力学效应。

（二）病理生理改变

主要病理学特点表现为肺泡破裂和肺泡内出血，其次是肺水肿和气肿，有时伴肺破裂。肺出血可呈斑点状至弥漫性不等，重者可见相当于肋间隙下的相互平行条状的肺实质出血。肺实质内血管破裂可形成血肿，甚至可出现血凝块堵塞气管而迅速致死。细支气管上皮与基底膜分离，随之造成液/气膜功能失调，血液或水肿液进入肺泡，而空气被压进肺部血管内。肺水肿轻者为间质性或肺泡腔内含有少量积液，重者可见大量的水肿液溢至支气管甚至气管内，常混有血液，呈血性泡沫液。肺出血和肺水肿可致肺不张。肺气肿可为间质性或肺泡性，重者在胸膜下出现含有血和气的肺大疱，发生肺破裂时可引起血胸或血气胸。肺组织撕裂后，肺泡内的气体经破裂的小血管进入肺静脉可导致气栓。光镜下可见肺泡和间质出血、水肿和炎细胞浸润。电镜下可见毛细血管内皮肿胀，胞饮作用增强，偶见髓样体形成。毛细血管内有红细胞相互挤压、变形、血小板黏附和中性粒细胞堆积、脱颗粒及细胞膜溶解。

（三）临床表现

肺爆炸冲击伤的临床特点可因伤情不同而有所差别。轻者仅有短暂的胸痛、胸闷或憋气感。稍重者可出现咳嗽、咯血和血丝痰，少数伤员有呼吸困难，听诊时有时可闻散在的湿性啰音。严重肺爆炸冲击伤往往出现明显的呼吸困难、发绀及口鼻流出血性泡沫状液体，叩诊时发现局部浊音，听诊时有呼吸音减弱，并可闻及较广泛的湿性啰音，常伴休克。动压造成的肺损伤，常合并有气胸、血气胸和多发性肋骨骨折，并出现相应的症状体征。

（四）影像学检查

1. **胸部 X 线片**　如条件允许，所有经历爆炸的伤员均应进行胸部 X 线检查。胸片异常的发生率为 52% ～ 91.7% 不等。伤后 4 ～ 6 小时内胸部 X 线片即可显示出肺部病变，主要表现为特征性蝴蝶形片状阴影。弥漫性浸润阴影通常在伤后 24 ～ 48 小时开始逐渐消散，如果 48 小时后胸部阴影扩大，往往提示合并 ARDS 或者肺部感染等并发症。

2. **CT 检查**　可见肺部边界不清的毛玻璃样阴影，可融合，有时可见肺实变影。较 X 线片更清晰，可以定量肺损伤的范围，有研究显示肺损伤超过全肺 28% 时需机械辅助呼吸，超过 45% 时，则需机械辅助呼吸平均 7 天。而小于 18% 者不需要机械辅助通气。

X 线和 CT 等影像学检查除了用来诊断肺爆炸冲击伤外，还可以用来评估其严重程度，并发现肋骨骨折、气胸、血胸、异物、心包积液、皮下气肿及膈下游离气体等。

3. **超声检查** 超声可以诊断血胸和心包积血等，经食管超声心动图及多普勒技术是诊断空气栓塞最灵敏的方法，可与呼气末二氧化碳（$PETCO_2$）、平均肺动脉压（mPAP）或经皮二氧化碳（$PtCO_2$）联合应用。

（五）实验室检查

1. **动脉血气** 重度肺爆炸冲击伤伤员，常可见 SaO_2 下降，PaO_2 明显降低，$PaCO_2$ 大多呈下降趋势，而伴有胸壁损伤的伤员则显示 $PaCO_2$ 升高。有时甚至在伤员还未出现任何症状的时候就可出现 SaO_2 降低。

2. **肺部分流量** 伤后早期就有显著变化，其变化程度与伤情基本一致，伤前肺部分流量多在 5% 以内，伤后最高达 20% 以上。

3. **空气栓塞检查** 检眼镜下见视网膜血管内有气泡，舌部苍白或网状瘀斑，四肢皮肤呈红蓝色斑驳的颜色改变。心电图检查提示心律失常或心肌缺血。头部 CT 检查有时可见脑动脉内低密度条带。

（六）诊断要点

肺脏是爆炸冲击伤最易受损的靶器官之一，冲击波穿越胸壁和气道是肺爆炸冲击伤的主要机制，幸存者中肺冲击伤的发生率为 0.6% ～ 8.4%。其伤情具有外轻内重、发展迅速等特点，严重威胁伤员的生命，死亡率为 11%。常见的肺爆炸冲击伤为肺挫伤和可导致气胸、纵隔积气、组织间隙或皮下积气的气压伤。根据爆炸受伤史，伤后出现咳嗽、胸痛、咯血呼吸困难等临床表现，氧饱和度降低可见于伤后也可迟至伤后 48 小时发生，血气分析提示进行性加重的低氧血症、低血氧饱和度。所有爆炸伤伤员均应行胸部 X 线片或 CT 检查，肺冲击伤典型表现为类似蝙蝠翼状浸润性影，可初步确诊。

（七）治疗原则

伤情轻者经休息和对症治疗后数日内即可恢复，重者或合并有其他损伤时，需进行积极的综合治疗。

1. **休息** 凡怀疑有肺损伤者，应尽量避免剧烈活动，以减轻心肺负担和防止出血加重。

2. **保持呼吸道通畅** 有呼吸困难者应保持半坐位，有支气管痉挛者可作颈部迷走神经封闭，或给予支气管扩张剂，气道内分泌物应及时吸出。

3. **吸氧** 对于有呼吸困难或 PaO_2 有降低趋势的伤员，应用口罩或鼻插管给氧。如吸氧后不能纠正 PaO_2 的降低，或已发生呼吸功能衰竭者（多发生在伤后 12 ～ 36 小时），则需采取机械辅助呼吸措施。

4. **正压通气** 其作用是保证良好的通气，移除滞留的 CO_2，增加肺泡腔内的压力，防止肺萎陷，并使已发生萎陷的肺泡复张；又因增加肺泡内和间质内的压力而减少了液体向肺泡内渗出，肺淤血和间质水肿有所减轻，通气与血流灌注间的失衡得以纠正，如应用持续正压通气可增加功能残气量，提高顺应性。

5. **高压氧治疗** 发生气栓的伤员，可给予 607.9kPa 高压气（其中氧不能超过 253.3kPa）持续 2 小时，继之减压，当减至 283.7kPa 时，立即改用 100% 氧气，以后间歇性应用，此法可缩短减压所需时间，改善组织氧合作用，降低减压病的发生率。此外，甘露醇也可辅助治疗气栓。怀疑有气栓而需空运时，应尽量降低飞行高度。因为，在高空低压条件下易发生气栓。搬运怀疑有气栓的伤员时，应让伤员左侧仰卧，头低于足部，使气栓留在心脏和进入下肢。

6. **防治肺水肿和保护心功能**　发生肺水肿时，可先将氧气通过50%或95%的乙醇湿化后再吸入，以降低气管内分泌物或水肿液的表面张力。还可用脱水疗法，如应用氨茶碱（溶于50%葡萄糖液内静脉缓慢注射）、静脉滴注20%甘露醇和静脉注射呋塞米；氢化可的松静脉注射可治疗间质性肺水肿。有心力衰竭者可给予洋地黄类药物，如洋地黄、地高辛、毛花苷C、毒毛花苷K等。

7. **防治出血感染**　可应用各种止血剂，如卡巴克络、纤维蛋白质和活血化瘀的中草药。如有严重肺破裂伴有大量出血者，应立即手术，缝合破裂口或行肺叶切除术。给予抗生素以防治肺部感染。

8. **镇静止痛**　为减轻疼痛和烦躁不安，可给予哌替啶或盐酸吗啡，但呼吸功能不良或伴有脑挫伤者禁用吗啡。胸壁疼痛者可作肋间神经封闭。此外，可酌情采用针刺疗法。

9. **输血输液**　合并有其他严重损伤（如内脏破裂、烧伤等）而造成全血或血浆丢失时，需及时输血输液以恢复血容量和心排血量。补充的液量以中心静脉压略有增高而心排血量还有所增加较为理想。如中心静脉压增高而心排血量无任何变化或有所降低，表明心肌收缩力障碍。此时若继续输注大量液体，很可能会发生急性左心衰竭，因此要特别注意。输液时要注意补充一定量的胶体，胶体和晶体之比以1∶1为宜。在严密监测肺部体征（湿啰音是否明显增加）和尿量（是否过少）的情况下，可给予足量的液体。

10. **麻醉选择**　伤后2天内，肺冲击伤伤员对麻醉的耐受性较

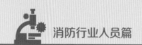

差，故手术时间尽可能后延；必须作紧急手术时，可用一氧化氮麻醉，术中注意给氧。

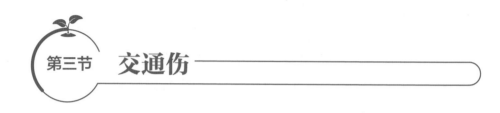

第三节　交通伤

一、概述

　　广义的交通伤包括：道路交通伤、铁路交通伤、水路交通伤与航空交通伤四类。通常人们谈及的交通伤泛指道路交通伤。改革开放后随着经济的发展，交通事故频次、死伤人数增长很快，1997年的车祸数、死亡人数分别为 1951 年的 51.37 倍和 86.69 倍，为 1978 年的 2.84 倍和 3.87 倍。迄今我国交通事故多发的形势仍然很严重，交通伤已成为威胁人民群众生命安全的主要意外伤害形式之一，也是院前急救、灾害医学以及职业卫生政策中重点关注的领域，需要进一步科学普及。本文重点介绍道路交通伤预防与急救的科普常识。

二、道路交通伤的关联因素

　　道路交通伤可发生于普通道路或高速公路，当前我国高速公路与乡间农用道路上发生的交通伤事故多伴随人员的严重伤亡，需重点关注与预防。

　　1. **道路因素**　涉及道路狭窄，车流密度大，道路质量差，冰雪路段，山路陡峭，路灯不完善致使夜间行车视野差，桥梁年久失修，缺乏交通指挥灯等诸多因素。

2. **驾驶员因素** 驾驶员是道路交通伤的最重要相关因素。普通社会方面，驾驶员年龄、驾龄、安全意识、社会责任感与道路交通伤存在关联。驾驶员安全意识不强，精力不集中，不遵守交通规则，超速，开斗气车，强行超车，飙车，开车看手机，分散精力等因素都是交通事故发生的危险因素。年轻人驾车发生车祸多是因为缺乏经验、情绪不够稳定和应变能力差，少数人喜欢刺激而超速开车。老年人则因视力降低、反应变慢所致。现代社会酒后驾车、吸毒驾驶与社会报复性驾驶危害性极大，成为突出问题，在中国已经成为主要道路交通伤的相关因素，也是法律严格监管地带。

3. **行人** 行人不走人行横道，儿童在公路上乱跑，行人不注意观察行驶车辆。骑自行车人不遵守交通规则。近年来行人低头看手机而不注意往来车辆造成道路交通伤问题突出。道路交通伤事故受伤人群常见于青壮年，与这一年龄段外出频繁有关，事故发生高峰时间为 18：00—22：00，这一时段车辆集中行驶，视野差，下班时急于回家车速快，受伤人群以骑自行车和摩托车为最多。

4. **车辆** 交通伤的发生与刹车失灵，爆胎，车辆自燃、行驶速度等因素相关。其中车辆行驶速度的平方与交通伤致伤概率成比例，而死亡概率则与车速的四次方成比例，高速行车不仅增加危险，而且增加了能源消耗，对路面质量的要求更高。近来摩托车、快递运输车所致道路交通伤比例增加，摩托车驾驶员多为青年人，追求刺激，超速行车，其特点是重伤多，死亡率高。城市电瓶车因为使用方便其数量呈爆炸式增长，随之道路交通伤增多，主要原因是不遵守交通规则，闯红灯，行车抢超。电瓶车由于车速较快，制动性能差，常造成严重损伤。

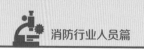

三、道路交通伤的现场救治

道路交通伤事故受伤人群多为复合伤，最常见的损伤是挫伤和骨折，受伤部位大多为头部、四肢、肝、脾和胸部。死亡的主要原因为头部损伤与休克发生。道路交通伤的救治需要争分夺秒，紧紧抓住黄金一小时。现场救护的主要内容包括：

1. **出血的止血处理**　有伤口出血立即通过外部压力止血，然后系上绷带。出血过多时有条件者输血治疗。

2. **呼吸道管理**　检查口和咽喉部是否有异物，并设法排除，抬起下颏使呼吸道畅通，如果受伤者不能呼吸，要行人工呼吸。

3. **四肢骨折处理**　开放性损伤立即无菌处理包扎，减少感染。固定为主，不随意搬动伤者，可用四肢骨折夹板固定以免加重损伤。

4. **脊柱损伤的处理**　注意转运时轴位移动身体，即整体平行搬动。

5. **胸部腹部伤的处理**　首先检查胸部是否损伤，最好先吸氧，开放性损伤立即包扎使之闭合，成为闭合性损伤。腹部检查注意伤口，是否有腹部膨隆。应注意：伤情复杂时，不要忽略了隐蔽的或者更严重的损伤。尽量不用麻醉性止痛剂。注意观察伤员的表情和体征。要快速建立静脉通道，补液，以维持血压、呼吸等基本生命体征，为进一步救治创造条件。

6. **头部损伤的处理**　头部损伤最为常见，也是最常见死亡原因。详细检查伤者神志，瞳孔，头部外伤口，损伤程度。有出血时迅速止血包扎。

四、道路交通伤的院内急救

道路交通伤院内危重症救治多见：多脏器损伤、脊柱骨折、颅脑损伤、血气胸、肝脾破裂等。损伤控制手术与时间是院内救治最为关键的指标。在确诊的前提下，伤员从到达急诊室到进入手术室的时间越短，其术后生存情况越好。如胸部创伤引起严重血气胸或心脏压塞危及生命时，应在数分钟内做出判断并立即进行引流，而不是先行 X 线或 CT 检查。躯干大动脉的损伤，应在数分钟到数十分钟内做出判断，以及时进行手术治疗，挽救生命。腹部空腔脏器损伤时，应在数小时内确诊病情，而后急诊手术，避免腹腔内严重的弥漫性感染。院内急救注意多学科协作进行。涉及的科室有急诊、神经外科、胸科、骨科、普外科、泌尿外科、重症医学科、麻醉科、检验科、输血科等，应指定最相关科室为主要科室其他科室配合。

五、预防措施与科普常识

首先应坚持"安全为主，预防第一"的基本原则，尽可能完善道路交通公共设施建设，建立道路交通安全应急体系，不断探索、总结预防道路交通事故的措施，加强车辆的动态管理。其次要广泛开展针对道路交通事故防范的宣传教育，倡导文明驾驶理念，改进急救体系和服务模式等社会多方面的共同协作，有效地减少道路交通伤害的发生。道路交通安全教育培训的重点对象包括：机动车驾驶员、车辆维修服务人员、车辆管理人员、学生群体与老年群体等。

造成多人伤亡的重大道路交通伤亡事故社会危害影响巨大，尤其应当重点预防。笔者前期研究统计过 2001—2008 年期间公布的国内全部一次死亡 9 人以上的重大交通安全事故调查报告资料，包括全国 31 个省（自治区、直辖市）发生的全部 463 起重大事故，共死亡 6 819 人，重伤 2 841 人，轻伤 2 496 人。全国道路交通伤地区分布按照发生重大安全事故的频次进行排位（频次 / 百分比），顺序如下：贵州（37/8.0）、云南（35/7.6）、浙江、（34/7.3）、四川（33/7.1）、广东（30/6.5）、湖南（25/5.4）、山东（24/5.2）、重

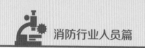
庆（21/4.5）、陕西（21/4.5）、广西（20/4.3）、福建（16/3.5）湖北（16/3.5）、安徽（16/3.5）、江苏（14/3.0）、山西（11/2.4）、辽宁（11/2.4）、甘肃（11/2.4）、西藏（11/2.4）、新疆（10/2.2）、河南（9/1.9）、河北（9/1.9）、江西（8/1.7）、内蒙古（8/1.7）、黑龙江（7/1.5）、青海（7/1.5）、海南（7/1.5）、宁夏（5/1.1）、上海（3/0.6）、吉林（2/0.4）、天津（1/0.2）、北京（1/0.2）。调查报告显示重大交通事故与司机、道路情况、车辆情况、违规驾驶、自然条件等多因素相关。道路交通事故和轮船交通事故共发生457起，占全部事故的98.7%，是防治重点，但航空、铁路事故由于次均死亡人数远高于道路、航运事故，后果严重，社会影响面更大，也需要持续科学预防与监管。

综上情况表明我国交通伤地区分布严重失衡，虽然全国31个省（自治区、直辖市）均有重大交通事故发生，但前五位的贵州、云南、浙江、四川、广东五省合计发生169起，占全国的36.5%，而排名最后的北京、天津、吉林、上海、宁夏五省份合计12起，仅占全国的2.6%，提示除自然环境存在差异外，各省交通网络、道路管理、社会、经济主导类型存在较大差异，应当加以针对性地开展科普预防措施。

第四节　电击伤

一、概述

电击伤（electrical injury）俗称触电，是指电流通过人体引起的机体组织损伤和功能障碍，重者发生心跳和呼吸骤停。电击伤可以是全身性损伤，也可以是局部损伤，后者又称电灼伤。220～380V 低压交流电触电最为常见，可引起触电者发生室颤而死亡。1 000V 以上的高压电可导致严重烧伤或引起呼吸暂停、窒息。雷击属于高压电损伤范畴。

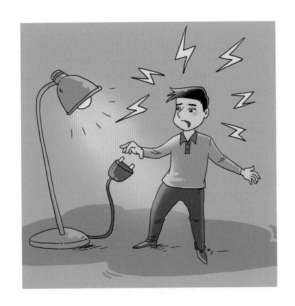

二、发生因素与机制

引起电击伤的原因很多，主要系缺乏安全用电知识、电力设备安装不当和作业人员不按规程操作。电线上挂吊衣物，高温，高湿和出汗使皮肤表面电阻降低，意外事故中人体接触折落的电线以及雷电、暴雨、台风等自然灾害而引起的触电事故，电力线下植树、垂钓、放风筝等危及电力设施、人身安全的行为，都可能引起电损伤。当人体直接接触电源或高压电弧时均可导致电击伤，是电流经过组织时转变为热能造成肌肉、神经、血管、骨骼等组织凝固

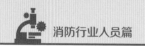

性坏死。坏死的程度和热强度成正比，往往外观组织损伤不大而深部组织损伤严重。电击伤通常有一个或几个入出口，电流通过入出口进出人体时造成的烧伤创面即进口创面和出口创面。电击对人体损伤的程度取决于下列因素：电压、电流强度、电流种类、频率高低、通电时间、触电部位、电流方向、个人健康状态和所在环境的气象条件。

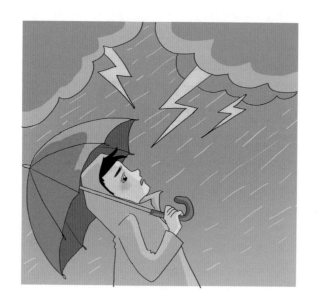

（一）电压

电压越高，触电后流经人体的电流量越大，对人体伤害也就越严重。电压 40V 即有组织损伤的危险，220V 可引起心室纤维颤动，1 000V 可使呼吸中枢麻痹，脑组织点状出血、水肿软化。高压电产生的电弧温度高达 2 000 ～ 4 000℃以上，可造成极为严重的电灼伤。

（二）电流强度

电流 1 ～ 3mA 即有麻木和强烈刺痛的感觉；10 ～ 20mA 是人

体能承受的最大摆脱电流；50～60mA 能引起心室纤维颤动，呼吸麻痹；90～100mA 导致呼吸麻痹、心室纤维颤动、心搏骤停。

（三）电流种类

在同样电压条件下，交流电比直流电危险，不同频率的交流电对人体影响亦不同。15～150Hz 的危险性大，其中又以 50～60Hz 低压交流电最为危险，可产生致命性心律失常，而高频交流电对人体影响较小，常用作物理治疗。

（四）通电时间

估计人体上不引起室颤的最大电流的计算公式是 116/t0.5（mA），其中 t 是电击持续时间。若 t 为 1 秒，则安全电流为 116mA，若 t 为 4 秒，则安全电流为 58mA。超越上述临界点则有生命危险。当电流不变时，通电时间越长，机体损害亦越重。

（五）触电部位

人体不同组织的电阻是不一致的，因而电击后损伤的程度也不一。身体各组织单独对电流的阻力可按从大到小的顺序排列：骨组织、肌腱、脂肪、皮肤、肌肉、神经、血管。血管和神经电阻最小，受电流损伤常常最为严重。干燥皮肤电阻为 5 万～100 万 Ω，湿润皮肤电阻大大降低，仅为 1 000～1 500Ω，皮肤破损时电阻可降至 300～500Ω，电击时危险性极大。

（六）电流方向

电流通过人体的途径不同，对人体造成的损伤也不同。电流由一手进入，另一手或另一足通出，电流通过心脏，则可立即引起心室纤维颤动。相反电流由一足进入经另一足通出，不通过心脏，通常仅造成不同程度的灼伤，对全身影响较轻。闪电为一种直流电，瞬间温度极高，迅速将组织烧成"炭化"。

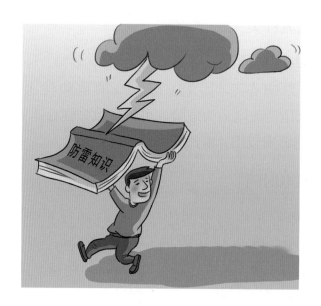

三、临床表现

电击伤临床症状及体征主要关联于受伤的部位及损伤情况严重程度，划分为全身表现以及局部表现。

1. 全身表现

（1）**轻症**：出现惊慌、头晕、心悸，皮肤、脸色苍白，口唇发绀，惊慌和四肢软弱、全身乏力，接触部位肌肉收缩，全身乏力等，并可有肌肉疼痛，有些严重电击患者当时症状虽不重，但在一小时后可突然恶化。有些患者触电后，心跳和呼吸极其微弱，甚至暂时停止，处于"假死状态"。

（2）**重症**：出现持续抽搐与休克症状或昏迷不省人事。由低压电流引起的心室纤维颤动患者，皮色苍白，听不到心音和触不到大动脉搏动，很快出现呼吸停止。高压电流引起呼吸中枢麻痹时，患者昏迷、呼吸停止，但心搏仍存在，患者全身青紫，可于 10 分钟内心脏停搏。如接触高压电后被弹出，可有肢体骨折和内脏损伤等表现。

2. 局部表现 主要为电灼伤。低压电灼伤局部表现常较轻微，仅表现为白色或黄色烧焦皮肤的斑点。高压电引起的电灼伤常表现为有一个进口和多个出口，组织烧伤可深及肌肉、神经、血管，甚至骨骼等，可在 1 周后由于血栓形成而造成局部组织坏死、出血，但一般不伤及内脏。

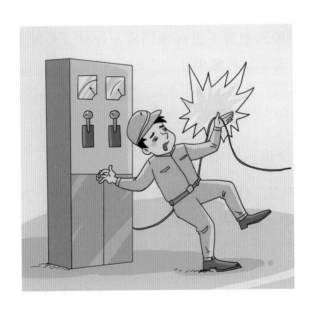

四、诊断与鉴别

根据现场患者触电情况、症状、体征，可进行诊断，对触电者重在救治，应紧急进行救治。根据患者有抽搐、心跳和呼吸停止，须和下列疾病鉴别：①癫痫患者无接触折断电线，或进行电器维修等作业，体表各部位亦未见电击的伤口。癫痫患者过去常有类似的发作史，抽搐过程中一般不会出现呼吸心搏骤停，必要时做脑电图

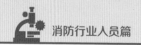

以资鉴别。②其他原因所致的呼吸、心搏骤停常见有心源性、药物中毒、创伤、溺水、窒息和迷走反射等。上述各种原因所致的心跳、呼吸骤停常有各自特定的病史和临床表现，现场亦无触电的痕迹，与触电患者鉴别一般不难。但无论是触电还是其他原因所致的心跳、呼吸停止，重在抢救，应诊断和救治同时进行。

五、治疗

（一）急救流程

电击伤→脱离电源（进行现场情况评估无危险后）→判断有无心脏停搏：若心跳呼吸停止、立即行 CPR、电除颤、气管插管、机械通气、冰帽；若生命体征正常，保持呼吸道通畅，供氧，局部伤口处理→救护车转送医院，进一步诊治。

（二）现场抢救措施

1. 脱离电源 ①解脱电源应及时关闭电源，如无法立即关闭电源开关时，急救者应用绝缘原理，例如使用绝缘手套，木棒等绝缘物将患者与电源脱离，应防止救助者自身触电。低压（110～220V）电击时，营救者首先要很好地使自己与大地绝缘，然后用绝缘材料（如布、干木、橡胶、皮带）将受害者拉开。②如为高压电击伤，且尚未明确电源是否切断时，严禁任何施救者盲目进入触电伤员周围 10m 以内，高压和低压线有时难以区别，特别是户外电线。③在下雨天气野外抢救触电者时，一切原先有绝缘性能的器材都因淋湿而失去绝缘性能，因此更需注意。野外高压电线触电，注意跨步电压的可能性并予以防止，最好是选择 20m 以外切断电源。确实需要进出危险地带，需保证单脚着地跳步进出，绝对不许双脚同时着地。

2. **基础生命支持** 抢救轻型患者应就地休息，由于创面水分蒸发，大量热量丧失，病人大都畏寒，必须做好保暖工作，体表电灼伤创面周围皮肤用碘伏处理后，加盖无菌敷料包扎，以减少污染，若伤口继发性出血，应给予相应处理，同时及时联系交通工具送至医院观察。重型患者马上评估患者的意识、脉搏和呼吸，松解上衣领口及腰带，选择适当的体位放置，避免压迫电击部位，做好保暖工作。及时清除患者口腔异物，保持呼吸道畅通。对神志不清的触电伤者，应使其就地保持平躺，确保伤者气道通畅。并采用 5 秒时间，轻拍其肩部，呼叫伤者，以判定其意识是否丧失，注意禁止采用摇动伤者头部的呼叫方式。脉搏和呼吸停止患者，在现场立即进行心肺复苏术，采取口对口人工呼吸，正确进行胸外按压术（胸部按压应将手放在患者的肋骨下端和肋骨上端的交界处，手掌放于胸骨中下交界处，另一种手重叠放在第一个手背上，肘部伸直，用上半身体质量垂直下压患者胸骨 5cm 左右，速率为 100 次 /min，15 次后给予两次人工呼吸，再给 15 次胸部按压，按压时间应在 20～30 分钟或更长，绝不可轻易放弃抢救，且应不停顿地进行，在伤后 4 分钟内实施初级复苏，复苏成功率将明显提高），及时送医院行进一步生命支持和综合救治。心脏复苏时条件许可尽早建立良好的静脉通道和人工气道（经鼻或经口气管插管）。

3. **急诊抢救药物** 根据具体情况及心电监护情况，应用适合的心脏复苏药物：①盐酸肾上腺素：对 α、β 受体均有兴奋作用，能增强心脏收缩力，提高冠状动脉和脑血管的血流灌注，并可使室颤由细颤变成粗颤。一般每次由静脉注射 1～2mg，无静脉通道时可由气管内注射给药，继续行心脏复苏术。该药是心脏复苏术中首选药物，当患者心脏复跳后如需继续应用该药则可改用静脉滴注（5% 葡萄糖液 500ml 加 1～2mg 肾上腺素静脉滴注）。②利多卡因：是治疗室性异位心律失常的首选药物。室颤患者在应用利多卡因的同时进行电除颤，常获得较好的疗效，室颤时首次用量为 $1 \sim 1.5mg/kg$，稀释后静脉注射，需要时 10 分钟后重复给药 $0.5mg/kg$，总量小于 $3mg/kg$。

4. **电除颤**　电除颤能使心肌细胞除极后一致复极，重新恢复有规律的收缩，是治疗室颤最有效的手段，电能从 200J 开始，最大可用至 360J。院外环境下，自动体外除颤器（automated external defibrillator，AED）也能发挥电除颤挽救生命的关键作用。AED 是一种民众可以便携使用的电除颤的仪器，它能够准确分析心律，在适宜情况下提出急救建议并指导心肺复苏操作。仪器内置操作指南录音，操作者无须具备高水平心电图判读能力，只要根据提示操作，即可完成心电图自动分析和除颤，非常便于科学普及。

5. **复苏与监护**　心肺复苏行机械通气，自主呼吸恢复后应尽早脱机。在患者意识恢复前可保留人工气道，便于及时清除气道内分泌物，为防止气道污染和气道干燥，可佩戴人工鼻。同时积极防治脑水肿、急性肾衰等并发症，纠正水、电解质、酸碱平衡失调，有骨折者应给予适当固定，应用抗生素防治感染。必须考虑到电击伤有电休克、烧伤休克和创伤性休克三因素并存的问题，可根据中心静脉压和肺毛细血管楔压调节容量支持。根据全身状态、末梢循环、心率、尿量、尿比重、血气分析、血压和血管活性药物的应用情况调整抗休克措施。对严重电灼伤合并有严重心肌损害，或心脏停搏复苏后患者，输液量应适当限制，以防止心力衰竭或肺水肿、脑水肿的发生。电击伤严重并发症之一为急性肾小管坏死，经常由损伤肌肉所释出肌球蛋白的分解产物引起，坏死肌肉可释放出大量毒性物质和肌红蛋白等到血液循环中，在酸性环境下易沉积和堵塞肾小管，造成急性肾衰竭，须早期应用利尿剂，发现有血红蛋白尿后在利尿的同时使用碳酸氢钠以碱化尿液，同时使用血管扩张剂扩张肾血管，保证肾脏有足够的血流灌注。注意重要脏器功能的保护维持内环境平衡，保持足够的氧输送，给予适当的营养支持以保护重要脏器的功能。

6. 创口处理　局部电灼伤的处理创面周围皮肤用碘酒和酒精消毒后，加盖消毒敷料包扎，减少污染，已坏死肢体采用暴露疗法。伤后 3～5 天，坏死分界线清楚后，进行坏死组织清创术，如有大面积Ⅲ度灼伤，现多主张尽早切痂植皮。

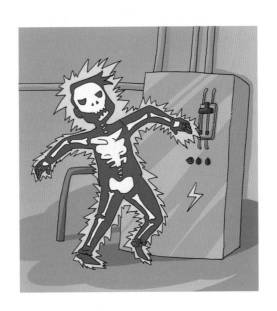

六、并发症和后遗症

轻症患者预后较好，重症心跳、呼吸停止在 4 分钟内复苏成功，并在复苏后无长时间高热和反复抽搐患者，有康复可能。高压电灼伤患者有较高的致残率。现将电击伤后可能发生的并发症总结如下：①触电患者往往伴有外伤，例如触电后由高处坠地，患者可有脑外伤，胸、腹部外伤和肢体骨折，皮肤损伤等；②有出入口伤区，沿电流经过的区域出现夹花状肌肉坏死，骨周围软组织坏死常见，骨关节损伤外露；严重的可损伤头部，形成洞穿性缺损；腹部

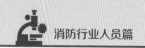
洞穿性缺损；肠损伤和肺损伤等。上肢触电后，常出现腕、肘前以及腋部的损伤，这可能是由于触电时，肌肉受刺激收缩，上肢屈曲状，于手腕、肘前和腋下形成新的短路所致。电流通过作为导体的血液，引起血管壁损伤，进而发生血管栓塞，血管破裂，引起继发性的局部组织坏死，肢体坏死，截指（趾）、截肢、残疾、瘫痪等；电击伤也有延迟性局部组织坏死，伤口不断加深扩大，不易愈合的特点；③心肺损伤：期前收缩（早搏）、右束支传导阻滞、异位心律不齐或室上性心动过速、异常房室和室内传导及急性冠状动脉供血不全，创伤性心肌病变，心肌炎，心力衰竭等；④肾脏损伤：肾衰竭等；⑤神经系统损伤：中枢神经系统受损后遗症：如失语、失明等；周围神经系统损伤：伤后遗症如感觉异常，肢体活动障碍等；⑥消化系统损伤：胃肠道功能紊乱、肠穿孔、胆囊局部坏死、胰腺灶性坏死、肝脏损害伴有凝血机制障碍等；⑦脑部损伤：可有抽搐、癫痫、精神异常等；⑧重症者心跳、呼吸骤停复苏后可并发感染、脓毒症、急性呼吸窘迫综合征和多器官功能障碍综合征等。

第五节　淹溺与窒息

一、概述

淹溺又称溺水，是人淹没于水或其他液体介质中并受到伤害的状况。水充满呼吸道和肺泡引起缺氧窒息；吸收到血液循环的水引起血液渗透压改变、电解质紊乱和组织损害；最后造成呼吸停止和心脏停搏而死亡。淹溺的后果可以分为非病态、病态和死亡，其过程是连续的。淹溺发生后患者未丧失生命者称为近乎淹溺。淹溺后窒息合并心脏停搏者称为溺死，如心脏未停搏则称近乎溺死。

二、分类

（一）淡水淹溺

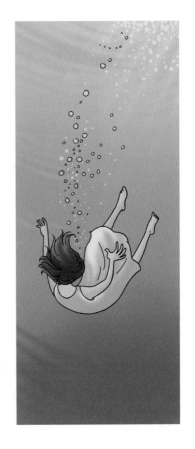

江、河、湖、池中的水一般属于低渗，统称淡水。水进入呼吸道后影响通气和气体交换；水损伤气管、支气管和肺泡壁的上皮细胞，并使肺泡表面活性物质减少，引起肺泡塌陷，进一步阻滞气体交换，造成全身严重缺氧；淡水进入血液循环，稀释血液，引起低钠、低氯和低蛋白血症；血中的红细胞在低渗血浆中破碎，引起血管内溶血，导致高钾血症，导致心室颤动而致心脏停搏；溶血后过量的游离血红蛋白堵塞肾小管，引起急性肾衰竭。

（二）海水淹溺

海水含 3.5% 氯化钠及大量钙盐和镁盐。海水对呼吸道和肺泡有化学性刺激作用。肺泡上皮细胞和肺毛细血管内皮细胞受海水损伤后，大量蛋白质及水分向肺间质和肺泡腔内渗出，引起急性非心源性肺水肿；高钙血症可导致心律失常，甚至心脏停搏；高镁血症可抑制中枢和周围神经，导致横纹肌无力、扩张血管和降低血压。

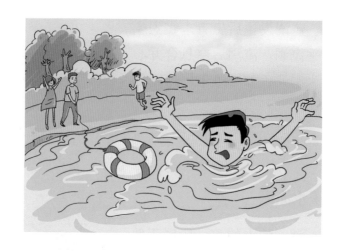

三、临床表现

（一）症状

淹溺者可有头痛或视觉障碍、剧烈咳嗽、胸痛、呼吸困难、咳粉红色泡沫样痰。溺入海水者口渴感明显，最初数小时可有寒战、发热。

（二）体征

皮肤发绀，颜面肿胀，球结膜充血，口鼻充满泡沫或泥污。常出现精神状态改变，烦躁不安抽搐、昏睡、昏迷和肌张力增加。呼吸表浅、急促或停止。肺部可闻及干湿啰音，偶尔有喘鸣音。心律失常、心音微弱或消失。腹部膨隆，四肢厥冷。有时可发现头、颈部损伤。

四、救援与治疗

（一）紧急复苏

1. **评估与复苏** 淹溺者被救上岸后的当务之急就是迅速进行

身体情况检查，以确认患者的状态，然后才能根据不同的情况采取相应的急救措施。因此在未查明患者情况之前不要采取任何抢救措施，以免进行了无用的抢救或错误的抢救。主要检查内容有：①意识检查：通过观察并大声呼唤及拍打患者肩部的方法确认其有无意识丧失，如患者无反应即可认定患者已经发生了意识丧失，此时应该就地尽快实施口对口吹气人工呼吸两次。为了争取时间，应在向患者吹气供氧之后再检查患者的呼吸和心跳。②呼吸心搏检查：用平扫方法观察患者胸腹部有无起伏，或用看、听、感觉的方法检查，发现口腔呼吸道异物应尽早清除。对于淹溺者的呼吸心跳检查不同于普通情况的呼吸心跳检查，因有时淹溺者在一定的时间内仅仅丧失了呼吸而有心跳存在，这不同于普通情况下可以通过呼吸停止间接提示心脏停搏。因此淹溺者即使停止了呼吸仍然需要进一步检查心跳。如颈动脉无搏动，则应认定患者已经发生了心脏停搏，此时应立即展开心肺复苏。③外伤检查：失足落水、遇到旋涡、跳水（如果头部先着地可造成颅脑及脊柱损伤等）及水情复杂或有很多杂物的水域里淹溺的患者常常有外伤情况，故需要实施外伤检查。让患者采取平卧位，通过询问、观察及局部按压及触摸的手法自上而下地检查患者有无在水中受伤。

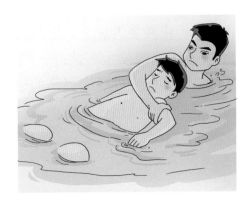

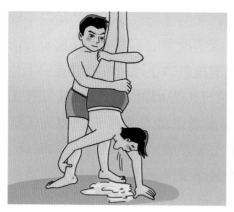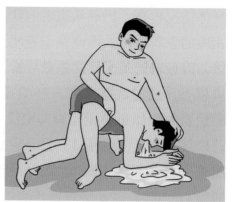

2. **昏迷患者救援**　淹溺患者经过一段时间后发生了严重的缺氧造成患者昏迷，如果缺氧得不到纠正，则将发生呼吸心搏停止。因此有心跳无呼吸伴昏迷的情况是严重淹溺的一个阶段，这个阶段表明患者已经处在死亡的边缘。一般来说，淹溺 3 ～ 4 分钟后被捞出的患者常常需要人工呼吸，淹溺 5 分钟后才被捞出者多已经发生心搏骤停，需要立即实施心肺复苏。此时最重要的救援措施就是立即对患者实施人工支持，如果能够及时地成功插管并使用气囊人工呼吸，可以起到立竿见影的效果。其他方法有口对口（或口对鼻）人工呼吸、胸部按压人工呼吸、抢臂人工呼吸等。救援时需要注意及时通畅呼吸道，如清除口中的泥沙及杂草，让患者采用心肺复苏体位等，然后再实施吹气。同时由于呕吐是淹溺者最容易出现的症状，应使患者成为稳定侧卧位，可以防止患者因呕吐物造成呼吸道堵塞的发生。此外，应还要详细检查患者，以除外颅脑损伤，对不能除外颅脑损伤的患者则应采取保护脊柱的措施。然后呼叫救护车或迅速送患者去医院，并在途中密切观察病情。

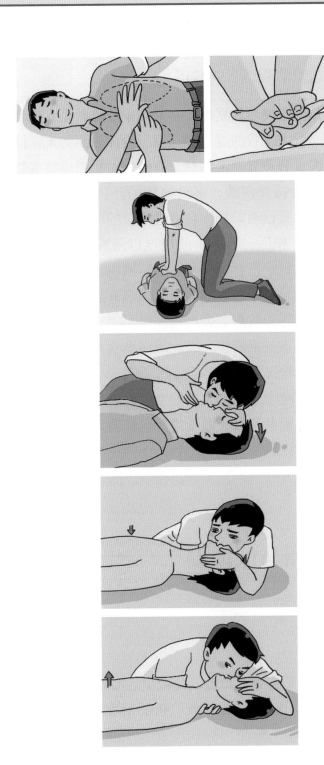

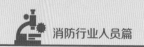
（二）对意识清醒患者的救援

保暖措施：除了炎热的夏季，在其他季节抢救溺水患者时都应采取保暖措施。脱去患者的湿衣服，擦干身体表面的水，换上干衣服，以减少体表水分蒸发带走热量。有条件时可用毛毯等物包裹身体保暖，还可充分按摩四肢，促进血液循环，并可酌情给予热饮料。千万不要给患者饮酒，那样会促进热量的流失。进一步检查患者，询问患者溺水原因、落水后的情况以及有何不适感、有无呛水、喝水等。同时观察患者口唇及面色，测血压及心率，检查有无外伤等。淹溺可以导致很多生理障碍，且多有后续继发的问题，特别是肺组织的损伤等，故多数患者需要尽早得到医疗救助，但很多人没有意识到这一点的重要性。因此应向群众宣传，凡对发生溺水的患者，无论当前情况如何，都应去医院进一步诊疗。尤其对于高龄、幼儿及发生过呛水、喝了大量的水、溺水时受伤、有异常症状及体征（如呕吐、面色苍白、血压异常、脉搏异常等）的患者应及时送医院进一步诊疗。

第六节　冻僵与低体温

一、概述

冻僵通常是指机体在寒冷低温环境下，心血管系统、神经运动系统因寒冷因素作用，导致体温调节机制出现功能障碍，严重时造成体温调节机制衰竭，寒战产热减慢，继发引起多器官功能障碍或衰竭。这种现象也称作意外低体温或失温现象。温度、湿度和风力影响是导致失温的最常见因素。户外运动中失温的原因主要有：①环境温度过低和穿着太少，使得人体通过体表传导流失的热量太多；②身体能量不足，特别是运动进行到后程，因为体内能源物质的消耗，没有足够能量供以产热维持体温；③温度过低时，身体中的生物酶会失效，导致人体的化学反应难以进行，进而抑制人体功能，严重者会导致死亡。

二、分类

通常根据冻僵时的体温将患者分为三类：

（一）轻度冻僵

体温 32～35℃，寒冷因素刺激交感神经，皮肤血流减少，肌肉张力增加，基础代谢也继发增加，可表现有剧烈的寒战、四肢冰凉、脸色苍白等症状。

（二）中度冻僵

体温 28～32℃，严重疲劳、语言不清、肌肉不受意识控制、呆滞、记忆力减退、情绪改变或者失去理智、脉搏减缓、幻觉。

（三）严重冻僵

体温 <28℃，患者体温降到 28℃以下，并且失去意识，进入类似冬眠的状态。具体表现为肌肉不再痉挛、脉搏和呼吸速度放慢、体表血液循环大幅度下降、丧失意识等。

三、临床表现与案例介绍

人体本身就是一个热原体，随时随地和外界进行热传递作用。

早期冻僵与低体温者，皮温降低，肌肉震颤明显，心率和呼吸加快，疲乏健忘，部分出现不完全性肠梗阻。如果冻僵与低体温得不到控制，进一步发展，患者会出现精神错乱、表情淡漠、语言障碍、运动失调，甚至处于昏睡不醒的状态。人体体温在30℃，寒战不但不会增加，反而会消失，体内停止继发增加热能，进而出现神志丧失，瞳孔扩大，心动过缓。28℃时常发生心室颤动。温度继续下降出现僵死样面容，皮肤苍白青紫，四肢肌肉和关节僵硬，心脏停搏和呼吸停止。

2021年5月22日，在甘肃省白银市景泰县举办的山地马拉松百公里越野赛发生意外。受突变极端天气影响，在高海拔赛段20～31km处，出现了冰雹、冻雨、大风灾害性天气，气温骤降，参赛人员随即出现身体不适、失温等情况，部分参赛人员失联。截至23日9时30分，本次赛事中的最后一名失联者被找到，但已无生命体征。本次事件共造成21人遇难。不少网友表示非常痛心，且不能理解相信，为何一群热爱运动、热爱生命的人会被夏季意外的一场风雨无情地剥夺了生命？其实这起事故的主要原因就是本节所阐述的冻僵与低体温，也称作失温。本次比赛虽说在夏季，但遇到了恶劣极端天气，气温骤降，风雨冰雹夹杂，马拉松运动员衣着单薄，运动中途疲劳，人体流汗湿度加大，体能透支脱水，缺乏食物和热饮补充身体热量，再加上风力加大，极容易出现热量迅速流失，造成失温现象在短时间骤发，这些都是造成本次马拉松赛事21人遇难的客观因素，需要引起各方重视，并科学普及。

四、预防措施

首先要脱离恶劣的环境，避免暴露在低温雨雪环境下引发冻僵或失温。不要选择在风雪暴露地带等待救援，加剧冻僵或失温。

其次是安全转移到避风处，并将人体与冰冷的地面或物表隔绝开来。同时要尽快帮助患者更换衣物，保持患者身体干燥，减少由于衣物潮湿带来的热量流失。要迅速使用睡垫将患者与地面隔绝，防止患者的核心体温继续流失，减缓热量传导过程。

失温严重的患者能量已经消耗殆尽，所以需要通过进食一些流质状常温的高热量食物，如浓糖水、热巧克力等，让身体尽快恢复供暖能力。对冻僵失温患者的脖子、腋窝、腹股沟等核心区进行物理加温。

在高寒地区徒步出发前将保暖衣物放在随身携带的包里，户外出行不能只顾保暖，而忽略了大量出汗引起的失温风险。要准备快干排汗的内衣，做好相应的防风防护措施及必备物品。

第七节　中暑与热射病

一、概述

在高温环境下容易发生热射病，热射病是医学专用名词，很多人知道中暑，对热射病不熟悉，中暑和热射病的区别是什么？中暑分为轻型中暑和重型中暑。轻型中暑表现为头晕、心悸、胸闷、发热等症，通过降温、休息、饮水，预后良好。重度中暑一般分为热痉挛、热衰竭、热射病三种类型，热射病是最为严重的一种重度中暑类型，死亡率很高。

热射病是指因高温引起的人体体温调节功能失调，体内热量过度积蓄。患者往往突然发病，体温升高达40℃以上，身体核心温度迅速升高，伴有皮肤灼热、意识障碍（如谵妄、惊厥、昏迷）等

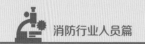
多器官系统损伤的严重临床综合征。该病通常发生在夏季高温同时伴有高湿的天气，好发人群为老人、儿童、孕妇以及高温作业人群（如部队官兵、运动员、消防队员、建筑工人等）。在高温高湿环境中，患者如果人体4个或及以上器官出现功能不全时，死亡率接近100%。

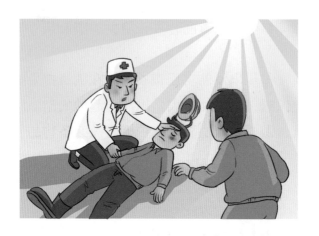

二、热射病分型

热射病根据临床表现不同，通常分为以下两型：

（一）劳力型热射病

常见于夏季剧烈运动的健康青年人，尤其是在夏季参训的官兵和运动员在高温高湿环境下进行高强度训练或从事重体力劳动一段时间后忽感全身不适、发热、头痛、头晕、反应迟钝，或忽然晕倒、神志不清，伴恶心、呕吐、呼吸急促等，继而体温迅速上升高达40℃以上，出现谵妄、嗜睡或昏迷，面色潮红或苍白，开始大汗、冷汗继而无汗，心动过速、休克等，劳力型热射病在热射病的基础上伴有严重的横纹肌溶解，故急性肾衰竭、急性肝损害出现早，在发病后十几小时甚至几小时即可出现，病情恶化快，病死率极高。一旦怀疑参训官兵发生热射病，应立即转送至医院治疗。

1. 中枢神经系统受损早期即可出现严重神经系统功能障碍，特征为躁动、谵妄和昏迷。还可出现其他神经学异常表现，包括行为怪异、角弓反张、幻觉、去大脑强直、小脑功能障碍等。

2. 凝血功能障碍临床表现为皮肤瘀斑、穿刺点出血及瘀斑、结膜出血、黑便、血便、咯血、血尿、心肌出血、颅内出血等。合并 DIC 提示预后不良。

3. 肝功能损害重度肝损害是劳力型热射病的一个固有特征。谷草转氨酶（glutamic-oxaloacetic transaminase，GOT）[又称天冬氨酸转氨酶（aspartate aminotransferase，AST）]、谷丙转氨酶（glutamic-pyruvic transaminase，GPT）[又称丙氨酸转氨酶（alanine aminotransferase，ALT）]、乳酸脱氢酶（lactate dehydrogenase，LDH）在发病后迅速升高，第 3 ～ 4 天达峰值，之后逐渐下降，而胆红素的升高相对滞后，通常在热射病发病后 24 ～ 72 小时开始升高。

4. 肾功能损害多与横纹肌溶解有关。表现为少尿、无尿，尿色深，为浓茶色或酱油色尿。

5. 呼吸功能不全早期主要表现为呼吸急促、口唇发绀等，可发展为急性呼吸窘迫综合征（acute respiratory distress syndrome，ARDS）。

6. 急性胃肠功能损害腹痛、腹泻、水样便、消化道出血较常见。

7. 心血管系统功能不全低血容量性休克，表现为低血压，心动过速（心率大于 130 次 /min）、心律失常等。

8. 横纹肌溶解表现为肌肉酸痛、僵硬，肌无力、茶色尿，酱油尿，后期可出现肌肉肿胀、骨筋膜隔室综合征。

（二）经典型热射病

多见于年老、体弱和有慢性疾病的患者，一般为逐渐起病。前驱症状不易发现，1～2 天后症状加重，出现神志模糊、谵妄、昏迷等，或有大小便失禁，体温高，可达 40～42℃，可有心衰、肾衰等表现。

三、致病因素与发病机制

（一）致病因素

1. **环境因素**　热射病发病与 3 个环境因素密切相关：高温、高湿、无风环境。中暑的气象阈值：日平均气温 >30℃ 或相对湿度 >73%。当气温和湿度条件同时存在时，中暑发生率明显增加；日最高气温 ≥37℃时中暑人数急剧增加。

2. **个体因素**　①发热，感冒，腹泻，呕吐；②脱水；③睡眠不足；④缺乏热习服训练；⑤肥胖；⑥低血钾。

3. **组织因素**　超出体能的训练计划，过度训练和不恰当休息周期，补水量不足。

（二）发病机制

对高温环境适应不充分是致病的主要原因。在大气温度升高（>32℃）、湿度较大（>60%）和无风的环境中，长时间工作或强体力劳动，又无充分防暑降温措施时，缺乏对高热环境适应者易发生热射病。易发因素包括：①环境温度过高：人体由外界环境获取热量。②人体产热增加：如从事重体力劳动、发热、甲状腺功能亢进和应用某些药物（苯丙胺等）。③散热障碍：如湿度较大、过度肥胖或穿透气不良的衣服等。④汗腺功能障碍：见于系统硬化病、广泛皮肤烧伤后瘢痕形成或先天性汗腺缺乏症等患者。

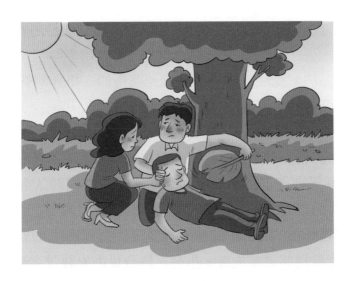

四、预防措施与案例介绍

炎热季节发生中暑会严重影响部队训练，重症中暑还威胁官兵的生命，给部队及个人造成无法弥补的损失。导致中暑的因素包括个体因素、环境因素、训练因素 3 个方面。

（一）个体因素

1. **关注排汗障碍**　如：少汗症、大面积日光性皮炎、严重皮肤红斑等皮肤疾病。

2. **避免药物作用**　某些药物可通过增加产热或者影响体温调节而容易诱发热射病，包括酒精、毒品、抗胆碱类药物、抗组胺类药物、抗精神病类药物、地西泮类、β 受体拮抗药、钙通道阻滞药、氯吡格雷、利尿药、泻药、甲状腺素片、三环类抗抑郁药等。

3. **热耐受性差人员筛查**　季节由冷转暖时人员普遍热耐受性差。当进入热环境后，热应激反应大的临床表现是心率明显增快，平时心率 60 ～ 70 次 /min 的健康年轻人进入热环境安静休息时心率常 >90 次 /min。还可以表现为食欲下降，睡眠质量差，运动时

145

面色苍白、核心温度升高明显等。热应激反应过强是热耐受性差的表现。

4. 提高热耐受性 热习服是后天获得的、机体对热环境刺激的保护性生理反应，又称获得性热适应或生理性热适应，是在一定的理论指导与医学监测下，使有关人员对热环境达到更为适应状态的过程，这个过程需要 10 ～ 14 天。寒区、温区部队进驻热区，或热区部队每年夏初进行高强度训练之前，应组织部队进行热习服训练。

5. 注意补水 训练中补水十分重要。在训练中口渴想喝水时体内缺水量可达体质量的 2% 左右，体质量丢失超过 2% 极易发生热射病。建议补水总量为体质量丢失量的 100% ～ 150%。高热、高湿环境中进行高强度训练时每小时脱水量可达 1 ～ 2L 以上，因此建议高强度训练时每小时补含钠 20 ～ 60mmol/L 的饮品 1L。

6. 评估身体状况 充足的睡眠可使大脑和身体各系统得到放松，是预防热射病的重要措施，组织训练人员应合理安排部队休息。对发生感冒、发热、腹痛、腹泻者应暂停高强度训练，对负荷过重以及夜间执勤睡眠过少士兵、新兵等，应列为重点观察对象，适当予以照顾。

7. 确定热习服状态 判断是否存在脱习服现象。常见脱习服是脱离热环境训练 2 周以上人员，包括休假归队人员、生病住院后人员、机关借调后重新归队人员、出差返回人员及其他原因中断训练的人员。如果存在脱习服现象，应该重新安排热习服训练。

（二）环境因素

在日常训练或高温作业时，应关注气温、空气湿度，以及热指数，气温结合湿度换算成热指数，热指数可以预测中暑发生危险程度。当热指数大于 40 训练，中暑发生率显著增加；当热指数大于

54 训练极易发生中暑。一旦出现热指数危险预警，应提早充分做好后勤保障准备。

（三）训练因素

组织训练人员应提前接受中暑知识相关培训，根据受训人员个人身体状况制订个性化训练计划，卫生人员要深入班排，深入现场，针对容易发生热射病的环境和对象，加强医学监督，发现问题及时处理。

（四）案例介绍

2014 年 6 月 2 日西安举行马拉松，当日气温 32℃，一位 47 岁的马拉松爱好者在途中昏倒后被送往当地医院抢救，被诊断为劳力型热射病，入院时患者处于深昏迷状态，同时口鼻出血、便血，凝血功能严重损害，即刻气管插管、使用冰毯及冰帽降温及对症治疗，但患者治疗后期出现脑水肿、脑出血、多脏器功能衰竭，最后不治身亡。因此，对于热射病的危害及预防，应引起广泛重视，避免悲剧再次发生。

第八节　高原病

一、概述

海拔 3 000m 以上的地区成为高原，在高原地区由于空气稀薄，大气压和氧分压低，导致机体不能适应高原低压、低氧、低温等各

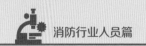

种环境因素，而产生一系列症状，主要有头晕、头痛、胃肠道不适等的一组疾病称为高原病。

二、发病机制

普通人从平原进入到高原，为了和高原低氧环境相适应，身体需要进行一些是适应性的改变，以维持组织间隙与毛细血管间必要的压力阶差。但是，部分人群对高原缺氧的适应能力有一定的限度，超出适应限度则引发高原病，其中过度缺氧与缺氧反应迟钝者都可发生高原病，适度的高原反应是人体自身机体调节的结果，不一定进展为高原病。

（一）神经系统

由于人体的脑组织代谢耗氧量大，大脑皮质对缺氧的耐受性最低。缺氧时脑血管扩张，颅内压升高，出现头痛、失眠、步态不稳。出于对脑缺氧的代偿性反应，出现呼吸心跳加快。当缺氧持续或加重时，脑细胞无氧代谢加强，细胞内钠和水潴留，出现脑水肿，表现为嗜睡、昏迷、惊厥等症。

（二）呼吸系统

高原缺氧可使肺脏小动脉痉挛，肺泡表面活性物质不足，肺循环阻力增高，毛细血管通透性增加，产生肺水肿。同时高原地区吸入低氧空气后，动脉血氧分压降低，代偿性增加通气使得 CO_2 呼出过多，适应性良好的人能够通过肾脏纠正这一碱中毒趋向。

（三）心血管系统与血液系统

高原缺氧状态下，代偿性血液重新分布，心率加快是进入高原后最早出现的改变之一。心脏负荷过重、严重和持久的缺氧使得冠状动脉、肺动脉等心脏血管有限度的扩张不可持续，将造成心肌损伤和肺动脉高压。肾素－血管紧张素－醛固酮系统受缺氧的影响，活性增强，使得血压增高，并出现一系列相关症状。出于对高原缺氧的适应性反应，人体血液系统出现红细胞增多和血红蛋白增加，代偿性提高血液的携氧能力。但红细胞过度增生，血液黏稠度增高使血流缓慢，继发引起循环障碍。

三、高原病的分型

（一）急性高原反应

机体在高原短时间内受缺氧、低气压等高原环境因素影响，出现头昏、头痛、恶心、呕吐、睡眠障碍等一系列综合征。急性高原反应是急性高原病中最轻的类型。急性高原反应主要症状有头晕头痛、心慌气短、食欲减退、疲倦乏力、恶心呕吐、腹胀、腹泻、胸闷胸痛、眩晕眼花、手足麻木、抽搐等，一般 3 天左右症状可好转或消失。

（二）高原肺水肿

一般在到达高原 24 ～ 72 小时内发病，早期表现为面部、口唇、甲床发绀，胸闷，呼吸不畅，心率明显增快，逐渐出现严重的呼吸困难，并伴咳嗽，典型特征为咳粉红色泡沫痰。患者不能平卧，呈端坐呼吸，甚至出现昏迷。

（三）高原脑水肿

与高原肺水肿相似，患者一般在到达高原 24 ～ 72 小时内发病，临床表现为头痛异常剧烈、步态不稳、共济失调、反应力减弱等，严重者可见昏迷。

四、高原病的治疗

对于急性高原反应出现症状未改善前，应当卧床休息观察，不应再登高。经过吸氧大部分病例症状会缓解。有头痛、呕吐者可给予阿司匹林、甲氧氯普胺等药物对症治疗。症状不缓解甚至恶化者，应将患者转移至低海拔区域，一般下降300m症状可明显改善。对于高原肺水肿要绝对卧床休息和保暖，使用氧气面罩或便携式高压气囊吸氧可缓解呼吸急促。吸氧效果不好时，应转运到低海拔地区，大部分患者在海拔下降1 500～3 000m后，数天可恢复。对高原肺水肿不能轻易使用利尿剂、硝酸甘油片，有低血压休克风险。如果氧疗效果较差，应当及时转送医疗机构救治。高原脑水肿属于高原病中的重症，如出现步态不稳共济失调的现象，应立即转运到低海拔地区，可使用便携式高压气囊吸氧。昏迷患者注意保持气道通畅，应用地塞米松治疗。并及时转送医疗机构救治，防治并发症，评估后择时择机选用便携式软体高压氧舱或固定高压氧舱治疗。

五、高原病的预防

高原环境的特点是缺氧，未经练习的人员快速从平原进入高原时，往往会出现头痛、恶心、厌食、肠胃不适、睡眠不佳等急性高原病症状。急性高原反应如及时诊断治疗，一般预后良好，但是高原肺水肿和高原脑水肿，延误诊断与治疗，可死亡。高原肺水肿经治疗恢复者，再次进入相同高原环境时，容易复发。因此进入高原前应提前对高原环境、生活特点和高原病进行学习和科普教育，提前认知预防。阶梯锻炼可减少急性高原反应的发生，但在紧急情况下从平原快速进入高原时，则需要服药以防治急性高原反应。常用药物有：乙酰唑胺、地塞米松、红景天等。软体高压氧舱已成为预防高原反应及高原病的常规训练措施。此外，进行相应的心理干预可提高治疗效果，缓解救援队员不良情绪，提升其心理承受力。

第九节　减压病

一、概述

　　我国暂无近几年减压病的准确流行病学报道，但消防水域打捞救援的专业人士和志愿者大都听说过"减压病"这种病症，那么，减压病到底是怎么回事，如何来处理和预防呢？

　　减压病，也称作减压沉箱症，经常发生于潜水完毕或高压室内工作后，是指人体在高气压环境下停留一定时间后，在转向正常气压时，因减压过速，气压降低幅度过大所引起的一种疾病。系减压不当造成残留在关节或身体组织中的惰性气体，无法随血液循环送出体外而形成气泡，造成身体的不适应或急性障碍，此时人体组织和血液中原来溶解的氮气，游离为气相，形成气泡，导致血液循环障碍和组织损伤。减压病通常会急性发作，减压越快，症状出现越早，病情也越重。绝大多数减压病患者症状发生在减压后 1～2 小时内，典型者在浮出水面后几分钟内就发生，有较大危险，气体气泡可以充塞于人体的呼吸系统、循环系统或神经系统，出现：眩晕、呕吐、言语障碍、四肢协调困难、休克等症，能够造成身体功能的严重障碍引发休克，也见猝死病例报道。而迟发性减压病通常在浮出水面后 6 小时内发生，甚至 36 小时。

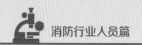
二、减压病分类

（一）减压病Ⅰ型

主要是因为惰性气体形成气泡后堵塞于皮下组织、关节或肌肉之间造成关节剧烈疼痛，影响行为能力，其主要症状有皮肤发痒、刺痛、红疹、关节肌肉疼痛。皮肤瘙痒可发生在局部或以皮下脂肪较多处为重，主要由于气泡刺激皮下末梢神经所致。由于皮肤血管被气泡栓塞，可见缺血与静脉淤血共存而呈大理石斑纹，大量气体在皮下组织聚积时也可形成皮下气肿。约90%的病例出现肢体疼痛，轻者有劳累后酸痛，重者可呈搏动、针刺或撕裂样难以忍受的剧痛。患肢保持弯曲位，以求减轻疼痛，又称屈肢症或弯痛，疼痛部位在潜水作业者以上肢为多，沉箱作业则以下肢为多。主要由于深度较大，时间较长，且劳动强度较大之故，局部检查并无红肿和明显压痛。

（二）减压病Ⅱ型

主要是因为气体气泡充塞于人体的呼吸系统、循环系统或神经系统，造成身体功能的严重障碍引发休克与死亡。血液循环中有大量气体栓塞时可引起心血管功能障碍，如脉搏增快、黏膜发绀等，严重者并发低血容量性休克，淋巴管受侵犯，可产生局部水肿。如大量气体在肺小动脉及毛细血管内栓塞时，可引起肺栓塞、肺梗死或肺水肿等。神经系统大多损害在脊髓，因该处血流灌注较差，特别是在供血较少的胸段，可发生截瘫、四肢感觉及运动功能障碍，甚至尿潴留或大小便失禁等，如不及时进行有效治疗，病变可长期存在。由于脑部血液供应丰富，脑部病变较少，如脑部血管被气泡栓塞，可产生头痛、眩晕、呕吐、运动失调、偏瘫，重者出现昏迷，甚至死亡。特殊感觉器官受累，可产生内耳眩晕综合征、神经性耳聋、复视、视野缩小、视力减退等。如大网膜、肠系膜及胃血管中有气泡栓塞时，可引起腹痛、恶心、呕吐或腹泻，甚至肠穿孔、肠麻痹等。患者也可有发热，也有致耳气压伤的报道。患者双耳耳鸣、耳闷、听力下降，双耳纯音气导电测听检查显示其听阈位移明显。

（三）慢性型减压病

指的是长期暴露于异常气压下的工作人员，因减压不当，导致中枢神经或身体组织产生慢性伤害。其主要症状有注意力不集中、视力减退、记忆力丧失、行动迟缓、行为异常。减压性骨坏死一般也属于慢性病变，主要病变在股骨、肱骨和胫骨。是一种非外伤及非感染性的缺血性骨坏死，通常发生在职业潜水员或高压氧舱作业人员四肢的长骨头，尤其是股骨及肱骨。

（四）减压症的并发症

1. **减压性骨坏死** 常在 X 线摄片时发现，其发病与潜水员工龄、年龄、潜水深度、下水频度、水下劳动 强度、水下停留时间、出水减压程序不当有关，如累及骨关节面时，能引起明显疼痛和活动障碍。

2. **脊髓损伤** 挤压病损害神经系统大多损害在脊髓，因该处血流灌注较差，特别是在供血较少的胸段。可发生截瘫，四肢感觉及运动功能障碍，甚至尿潴留或大小便失禁等。

3. **气体栓塞** 当减压过速，超过外界总气压过多时，就无法继续维持溶解状态，于是在几秒至几分钟内以气泡形式聚积于组织和血液中。减压愈快，产生气泡愈快，聚积量也愈多。当液体在细管中流动时，如果管内液体中混有气泡，液体的流动将会受到阻

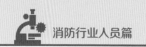

碍，当气泡数量过多时可能造成管道堵塞，液体无法流动的现象。

三、高危人群

减压病常见的病因有潜水作业、沉箱作业、特殊的高空飞行等，减压病患者可见于：潜水者通过在相当深度逗留较长时间后，上升距离过大且过快；潜水旅游爱好者经验不足；密闭飞行器座舱在高空突然猛烈泄漏；飞机座舱封闭不良或上升速度过快或过高。海底隧道施工人员、沉箱或加压舱人员吸入供气瓶的气体时间较长；潜水等作业者脱离所处环境的速度过快；高压氧舱内治疗的患者或工作人员；沿海地区渔民反复潜水，减压不规范者。上述情况均可能造成大量气泡在组织和血管内形成，造成栓塞和压迫等病理改变，发生减压病。减压病不是潜水专业人员特有的疾病，也不是一定会发生的疾病，与上述人员的体质、训练、经验、气候、诱发因素等综合相关。

四、临床治疗与案例分析

2020年5月10日，广西北海一名从事海底潜捕的摸螺工出水后突然休克，摸螺船上的其他人员用筷子撬开病人嘴巴，进行人工呼吸和全身按摩后，将其送往医院救治。后来该职工被诊断为减压病。2020年11月28日，在威海市海域从事沉船打捞作业的一名工作人员，当潜到34m深的海水里时，突然感觉呼吸面罩里没有氧气。他不得不急速扔掉缠在身上用于下沉的铅块，猛力向上划水，船上的工友赶忙将他拉出水面。这名作业人员当即出现浑身疼痛等减压病症状。单位将他送到医院进行高压氧舱治疗后，仍旧四肢麻木、疼痛，后转院治疗一段时间才逐渐好转。

疑似减压病的患者，出现皮肤瘙痒、肢体疼痛、头昏、眩晕、耳鸣、听力减退等临床症状，应及时就医。如出现呼吸困难、瘫痪、意识障碍等突发紧急状况，应立即就医或拨打"120"电话。送医过程中最好让患者躺下，解开束缚，脚垫高约 25cm，以避免因气泡堵塞血管或脑部神经系统而发生危险。不要让患病者自己开车，保持在常压下送医，切忌坐飞机高空运送，以免因气压变化过剧使患病者无法承受造成病情恶化。医疗机构接诊后，应询问有无在高压环境中停留或未按规定操作减压的病史？注意和其他潜水疾病，如缺氧、氮麻醉、二氧化碳中毒或氧中毒等相鉴别。查体格时注意观察患者的外耳道和耳膜，观察是否有流血和鼓膜破裂，检测听力是否有损伤。减压病发生时血常规检查中的血红蛋白、血细胞压积可反应血液浓稠度的改变；B 超可为减压性骨坏死提供辅助诊断，放射性核素骨扫描和 X 线检查对减压性骨坏死的检出率高；多普勒气泡检测仪可在心前区大血管内发现流动的氮气气泡。

由于减压病是一种因环境压力降低过快而引起的疾病，减压病的根治手段是消除气泡，及时加压治疗。因此高压氧治疗是急性减压病唯一的病因治疗方法，应紧急转送至有高压氧设备的医院进行治疗，将患者送入特制的加压舱内，升高舱内气压到一定程度，停留一定时间，待患者症状消失后，再按规定逐渐减至常压然后出舱。减压病治疗一般是短期治疗。急症减压病患者及时送入加压舱中再加压治疗，可使 90% 以上的急性减压病获得治愈。加压治疗越早越好，以免时间过久招致组织严重损害，而产生持久的后遗症。出舱后应观察 6 ~ 24 小时，如症状复发，应立即再次加压治疗。在无加压舱的边远地区减压病治疗可试用乙醇，潜水员出水后迅速饮 50 酒精度白酒 75 ~ 150g 治疗急性减压病，其原理是乙醇是有效的消泡剂，还能抑制血小板黏附到气泡壁上，使血小板从气泡壁上解离下来，血小板数明显上升。同时常压纯氧吸入在减压病急救过程中非常重要，及时给予 100% 浓度氧气可缓解症状，常用的吸氧方式有鼻导管吸氧、氧气面罩等，可以尽早干预减压病的治疗。如果出现肌肉关节痛，再加压后可进行全身热水浴，加上适当的按摩及理疗等。

五、预防措施

减压病需及时正确运用加压舱。若能及时诊断，尽早给予高压氧舱内再加压治疗，预后一般良好。减压病高危人群需要养成良好的饮食卫生习惯，建立合理的生活制度。工作前应充分休息，防止过度疲劳，不饮酒和少饮水。工作后应立即脱下潮湿的工作服，饮热茶、洗热水浴，在温暖的室内休息半小时以上，以促进血液循环，使体内多余的氮加速排出。潜水作业、潜水员、水下作业等相关人员应充分了解减压病的发病原因及预防方法，并严格遵守减压规程，注意水下作业时间、上升速度和安全停留等关键要求。同时应注意有关肺活量、耐寒力、平衡器官和体力方面的锻炼，并严格做好体格检查。脱离高气压作业者应进行至少连续 3 年的健康检查，如果发现可疑病灶，应检查到确诊为止。凡患有听觉器官、心血管系统、消化系统、呼吸系统、神经系统以及皮肤疾病，均不宜从事高压环境工作。重病后、体力衰弱者、远期骨折者、嗜酒者及肥胖者，也均列为就业禁忌。

减压病并不是一定会发生的疾病，也不是潜水专业人员特有的疾病。只要每个在异常气压下工作的劳工、休闲潜水运动员、消防救援人员，能在自己的领域里多了解一点减压病的各种成因与症状，那减压病所造成的意外灾害与后遗症应能减少到最小。

第十节 再喂养综合征

一、概述

再喂养综合征是指在长期饥饿后提供再喂养（包括经口摄食、肠内或肠外营养）所引起的、与代谢异常相关的一组表现，包括严重水电解质失衡、葡萄糖耐受性下降和维生素缺乏等。

该病最早在第二次世界大战期间集中营幸存者中被发现，有部分人在摄入高糖饮食之后迅速出现水肿、呼吸困难和致死性心力衰竭。地震压埋伤员、矿井长期被困人员被解救后大量进食也出现过类似情况。现代社会观察到接受营养治疗的癌症患者、神经性厌食、酗酒、慢性营养不良老年患者，在营养治疗的早期阶段也可出现类似的临床症状，后被学者定义为再喂养综合征。地震、煤矿瓦斯爆炸、矿山透水事故、建筑物垮塌事故中，被困人员因食物断绝多日，被救援后也容易发生再喂养综合征，社会及医疗机构对此认知与预防相对不足，有必要提高对此病的科普认识。

二、致病因素与机制

再喂养综合征发生于：绝食、禁食、神经性厌食、食物断绝状态的人群；也可以发生于一些营养物质吸收障碍的病患，例如吞咽障碍、十二指肠手术后患者、酗酒、吸收不良等；一些恶性肿瘤化疗期患者、艾滋病、肺结核等体重严重下降人群，也有再喂养综合征发生的报道。临床医生随着肠内外营养治疗技术在临床的应用，

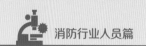
与其相关的并发症，如再喂养综合征也逐渐被认识和重视。

胰岛素分泌、电解质细胞内转移和合成代谢增强是发病机制关键。严重营养不良者通常处于饥饿或半饥饿状态，碳水化合物摄入量明显减少，胰岛素分泌亦相应减少，但胰高糖素释放增加；体内脂肪和蛋白质分解取代外源性碳水化合物而成为能量来源；体内细胞内以磷为代表的电解质贮备耗竭，类似于充电锂电池亏电。当病人恢复摄食或接受肠内、外营养治疗后，外源性葡萄糖的供给使机体的供能由脂肪转为碳水化合物，随着胰岛素分泌增加，合成代谢增强，细胞对葡萄糖、磷、钾、镁和水的摄取增加，以致出现明显的低磷、低钾、低镁血症和水电解质紊乱等代谢异常。

地震、矿难等受灾民众可能多日没有食物可吃。获救后如果补充大量含糖制剂后，血糖升高，胰岛素分泌恢复甚至分泌增加，导致钾、磷、镁转移入细胞内，形成低磷血症、低钾血症、低镁血症；糖代谢和蛋白质合成的增强还消耗维生素 B_1，导致维生素 B_1 缺乏。上述因素联合作用，会损伤心脏、大脑、肝脏、肺等细胞功能，引起致死性重要生命器官功能衰竭。

维生素 B_1 的缺乏是再喂养综合征的最常见表现，喂养过程中，维生素 B_6 和维生素 B_{12} 也会减少，有感觉异常、麻痹、疼痛等临床表现。再喂养综合征患者的电解质代谢紊乱和心血管系统并发症等，通常在再喂养开始一周内发生，之后可出现神经症状，可出现：心律失常、心力衰竭、心搏骤停、休克、抽搐、呼吸肌无力、麻痹、谵妄等症状。

三、预防措施与案例介绍

再喂养综合征作为地震之后的一种次生灾害是完全可以预防的。其预防的关键在于制订肠道康复计划，早期开始以肠外营养为主加少量的肠内营养，逐渐增加营养素摄入量，使患者达到均衡营养。禁止摄入含糖量多的食物与饮品，可用少糖奶制品替代；禁止大量输入葡萄糖液，可用脂肪乳剂或氨基酸制剂，从而减少糖在总能量中的比例；还要进行补磷、补钾、补充维生素 B_1。饥饿后的营养补充应该遵循"先少后多、先慢后快、先盐后糖、多菜少饭、逐步过渡"二十字原则，一周后再恢复至正常需要量。对于确诊的再喂养综合征的患者，需要严格个体评估，制订个性化的营养计划，原则上喂养量不应超过总热量需求的 50%，24 小时的最大供给热量不超过 83.68kJ/kg。

地震、矿山事故等造成建筑物垮塌，人员被砸或被压埋、困缩于废墟之下，长时间伤员会出现脱水、饥饿、休克等症，在营救压埋伤员时，建立营救通道后，应迅速给被困伤员口服补液和营业支持，饮用液体不能用单纯的糖水，防止低钠血症出现。而再喂养综合征预测发生时间目前尚无公认的诊断标准，通常与未进食时间、未进水时间、基础体质、是否合并感染、创伤、挤压伤等因素相关。一般认为再喂养综合征的发生至少需要未进食 3 天，超过 7 天发生的概率会明显增加，同时未进水时间是更重要的评估因素。

2008 年 5 月 12 日汶川大地震后，一些群众被废墟掩埋，食物断绝。文献报道发现，一些完全饥饿状态伴多种复合伤的重伤员获救转运到医疗机构后，报道发现存在部分伤员存在不同程度的代谢紊乱、肝肾功能障碍和营养不良等症，有合并挤压伤综合征和再喂养综合征的情况，提示营养治疗是地震灾害整个救治过程中的重要环节。

山西王家岭煤矿透水事故救援是成功预防再喂养综合征发生的典型救援案例。2010 年 3 月 28 日 14 时 30 分，山西省河津市王家岭煤矿发生透水事故，8 天后，115 名被困井下矿工陆续升井获救，救援过程中，通过钻孔通道每日向井下输送标准配方的营养液，本次事故被困者 8 天未进食，均为重体力劳动者，平日进食量很大，所有患者强烈要求进食，住院期间出现抱怨情绪及私藏食物现象，

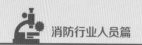

获救后由卫生部专家制定营养食谱，患者由流食、半流食平稳过渡到正常饮食，再喂养综合征没有发生。

第十一节 **动物源性外伤**

本节介绍与消防救援行动密切相关的毒蛇咬伤、狗咬伤、蜂蜇伤等动物源性外伤内容。

一、毒蛇咬伤

消防员在居民求助捕蛇、抗洪抢险、山岳救援及野外宿营期间，易发生毒蛇咬伤。

（一）基本知识

我国已知蛇类有210多种，其中毒蛇60余种，剧毒类10余种，广泛分布于我国境内，在福建、云南和广西的种类较多。

多数蛇类喜欢栖息在温度适宜、离水不远、隐蔽条件好、阴暗潮湿、食物丰富的地方，如灌木丛中、草丛、山地、森林、沟边、库区等，多以洞穴、裂缝、杂乱的砖石瓦块下藏身，房屋和道路绿化带也是蛇经常栖息的地方。

每年5～10月份，蛇出来活动，眼镜王蛇、眼镜蛇等主要在白天活动觅食，晚上休息；银环蛇、金环蛇等主要夜晚外出活动觅食；蝮蛇多在早晨和黄昏外出活动觅食；尖吻蝮蛇、烙铁头、竹叶青等在阴雨天湿度大时活动频繁，且异常活跃。毒蛇有毒腺、毒液管和毒牙，毒液由毒腺分泌，沿毒液管从毒牙注入被咬对象咬伤部位，经淋巴管和静脉系统吸收。

蛇毒的毒性成分由酶、多肽、糖蛋白和金属离子等组成，分为神经毒、血液毒和混合毒，可对机体神经系统、血液系统、肌肉组织、循环系统等产生损害作用。

（二）毒蛇咬伤的主要症状

除局部可见一个或两个或三个比较大而深的牙痕外，因毒蛇种类、蛇毒成分不同而中毒后症状不同，临床分为三种类型：①神经毒型：局部无红、肿、痛、出血等，或初起仅有轻微的肿痛和麻痒感。咬伤1～6小时后出现头昏乏力、视物模糊、眼睑下垂、言语不清、吞咽困难、腹痛、呕吐等，严重者四肢瘫痪、惊厥、呼吸困难、昏迷、休克等。见于金环蛇、银环蛇、海蛇等咬伤。②血液毒型：局部肿胀明显，伤口剧痛，伴出血、水疱、皮下瘀斑，甚至局部组织坏死，周围淋巴结肿痛。全身出现胸闷、气促、心悸、烦躁不安、发热及咯血、呕血、便血、血尿，严重者出现皮肤发黄、少尿或无尿、血压下降，甚至发生急性循环衰竭和肾衰竭。见于竹叶青、烙铁头、蝰蛇等咬伤。③混合毒型：局部症状类似血液毒类毒蛇咬伤，局部肿胀明显、疼痛，伤口周围有水疱、瘀斑等，全身症状类似神经毒类毒蛇咬伤，伤后1～6小时出现头昏、视物模糊、四肢乏力、恶心呕吐，严重者出现昏迷、抽搐、呼吸麻痹，甚至发生急性呼吸衰竭、循环衰竭和肾衰竭。见于眼镜蛇、眼镜王蛇、蝮蛇、尖吻蝮蛇等咬伤。

（三）毒蛇咬伤的诊断与鉴别诊断

1. **诊断要点** 有明确的毒蛇咬伤史，有局部和全身中毒的临床表现，血、尿常规或血生化等实验室检查结果。

2. **严重程度判断** 伤口仅有牙痕（"干咬"）为无中毒；仅有

局部表现，如疼痛、瘀血、非进行性肿胀为轻度；局部肿胀进行性发展，有全身症状或体征，和／或实验室结果异常为中度；神经功能异常、呼吸窘迫和／或血流动力学不稳定／休克等为重度。

3. 与无毒蛇咬伤鉴别 伤口处仅有多数细小弧形排列的牙痕，局部仅轻度疼痛与肿胀，时间短，不扩大和加重，无全身中毒症状。见于王锦蛇、赤链蛇、乌梢蛇、滑鼠蛇、灰鼠蛇、玉斑锦蛇、翠青蛇、草游蛇、鱼游蛇、小头蛇、水蛇等咬伤。

（四）毒蛇咬伤的现场急救

1. 急救原则 迅速清除和破坏局部毒液，减缓毒液吸收，尽快送至医院。尽量实施无伤害处理，避免无效的耗时性措施。

2. 急救措施 ①脱离环境：立即远离被蛇咬的地方。②认蛇：尽量记住蛇的基本特征，如蛇形、蛇头、蛇体和颜色，有条件者拍摄致伤蛇照片，避免裸手去捉或捡拾蛇，以免二次被咬。③解压：去除受伤部位各种受限物品，如戒指、手镯、手表、脚链、较紧的衣／裤袖、鞋子等。④镇定：尽量保持冷静，避免慌张、激动。⑤制动：尽量全身完全制动，尤其受伤肢体，可用夹板固定伤肢，伤口相对低位（保持在心脏水平以下）。⑥包扎：神经毒类蛇咬伤可用绷带加压固定，其余类型毒蛇咬伤可用局部加压垫法。⑦禁忌：除有效的负压吸毒和破坏局部蛇毒的措施外，避免迷信草药或其他未经证实或不安全的急救措施。⑧呼救：求助周围人员，拨打"120"电话。⑨止痛：可给予对乙酰氨基酚或阿片类口服止痛。⑩复苏：急救人员到达现场后，密切监测生命体征，呼吸、心搏骤止的，立即进行心肺复苏。

（五）毒蛇咬伤的继续治疗

1. 抗蛇毒血清 被毒蛇咬伤后越早使用抗蛇毒血清，疗效越好，恢复越快，预后越佳，根据毒蛇种类不同选用相应抗蛇毒血清。

2. **伤口处理** 发现和清除可能残留在伤口的毒牙；可采取负压器吸引伤口，或者采用胰蛋白酶或 1∶1 000 高锰酸钾溶液伤口内冲洗，以破坏或排出伤口局部蛇毒；若伤口肿胀明显，有发展为筋膜间室综合征风险时，需及时切开减压；坏死皮肤、组织的清理，植皮应在出凝血功能基本恢复，病情稳定后进行；如确定肢体、指或趾坏疽，可考虑截去坏疽的部分。

3. **预防破伤风** 常规使用破伤风抗毒素或破伤风免疫球蛋白。

4. **对症治疗** 给予止痛、抗感染，补液纠正水、电解质及酸碱平衡，出现脏器功能损害或衰竭时积极对症治疗。

5. **中药治疗** 如季德胜蛇药片内服，首次 20 片，以后每 6 小时 10 片，至中毒症状控制 1～2 天后为止。同时外敷此药，将药片制成糊状敷于伤口周围和肿胀处。

（六）预防措施

1. **野外行军活动预防毒蛇咬伤** ①不穿颜色鲜艳的衣服，着长衣裤、戴帽，扣紧衣领、袖口、裤口，穿高帮鞋。②尽量避免在草丛里行走或休息，如果迫不得已，要注意"打草惊蛇"（可用竹竿敲击地面）。③劳动时尽量避免抓着树枝借力，在伐取灌木、采摘水果前要小心观察，一些蛇类（如竹叶青）经常栖于树木之上。翻转石块或圆木以及掘坑挖洞时使用木棒，不可徒手进行这类活动。④在南方通常 5～10 月份是蛇咬伤高发期，特别是在闷热的雨林或雨后初晴时，雨前、雨后、洪水过后的时间内也要特别注意防蛇。

2. **消防员捕蛇预防毒蛇咬伤** ①着装要求：着抢险救援服、戴抢险救援头盔、面罩、抢险救援靴、抢险救援手套等。②工具准备：捕蛇器 1～2 个，蛇皮袋 1 个，细绳 1 根，应急照明灯 1～2盏、医疗急救箱。③场地警戒：设置警戒哨，在发现蛇周围 10m区域内严禁无关人员进入，防止被蛇咬伤。④蛇的处置：可将蛇交当地野生动物保护部门处置。

3. **抗洪抢险救援期间预防毒蛇咬伤**　①宿营区防蛇：选择开阔、平坦的地方搭建帐篷，营地周围的杂草铲除干净，清理一条较深的排水沟；在营地周围撒些雄黄、石灰粉、草木灰、用水浸湿的烟叶等防蛇；露营时将帐篷拉链完全合上，睡前检查床铺，压好帐篷，早晨起来检查鞋子；保持营地的清洁，所有垃圾必须及时掩埋。②巡堤固堤时防蛇：着抢险救援服、高筒雨靴，戴抢险救援手套；手持竹竿或长木棍，晚上手持照明灯；遇见蛇主动避开或受到蛇威胁时果断把蛇打死；加固堤坝运送沙土时，要戴手套、穿雨靴，避免手脚直接接触泥土沙。③洪涝区转移群众时防蛇：着水域抢险救援服、高筒雨靴，戴抢险救援头盔、手套；携带竹竿或捕蛇器、手持照明灯等；舟艇经过洪涝区树干时，不要靠树太近；进入未淹没房屋搜救被困群众时，注意房顶及屋内楼上可能藏有蛇类，仔细观察舟艇周围及用竹竿敲打驱赶蛇类，避免被蛇咬伤。

二、狗咬伤

消防训导员与搜救犬接触过程中，如喂养、训练及灾害现场救援等，易发生狗抓伤、咬伤。有效预防，及时、科学、规范地处理狗咬伤，是降低狂犬病发生率最有效的措施。

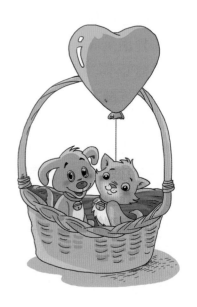

（一）基本知识

近些年来，除职业因素外，养宠物狗人群的增多，难免被狗抓伤、咬伤，流浪狗数量的增加，也会对行人造成危害。我国狂犬病主要传染源是患狂犬病的狗，一些无明显临床症状或看似健康的狗的唾液中可带病毒，也可成为危险的传染源。狂犬病病毒主要通过病狗咬伤、抓伤传播，也可由带病毒狗的唾液，经各种伤口侵入；少数人可在宰杀病狗、剥皮、切割等过程中被感染。人狂犬病大多由狗咬伤所致，人一旦得狂犬病，发病之后，病情发展迅速，病死率几乎为100%。

（二）狗咬伤的暴露分级与处理原则

被狗咬伤、抓伤或舔到未愈伤口者需要按照接触方式和暴露程度分为三级处理：①Ⅰ级暴露：接触或喂养动物；完好的皮肤被舔；完好的皮肤接触狂犬病动物或人狂犬病病例的分泌物或排泄物。确认接触方式可靠则不需要进行处理。②Ⅱ级暴露：裸露的皮肤被狗轻咬；无出血的轻微抓伤或擦伤。需要立即对伤口进行处理，并及时接种狂犬病疫苗。③Ⅲ级暴露：单处或多处贯穿皮肤的咬伤或抓伤；破损皮肤被舔舐；开放性伤口或黏膜被唾液污染（如被舔舐）。当患者存在这类情况时，需要对伤口进行处理，同时还应注射狂犬病被动免疫制剂，之后接种狂犬病疫苗。

（三）狗咬伤的治疗

1. **伤口处置** ①伤口冲洗：用肥皂水（或其他弱碱性清洗剂）和一定压力的流动清水交替冲洗每处伤口至少15分钟。如条件允许，建议使用狂犬病专业清洗设备和专用清洗剂对伤口内部进行冲洗。最后用生理盐水冲洗伤口。②消毒处理：彻底冲洗后用稀碘伏（0.025%～0.05%）、苯扎氯铵（0.005%～0.01%）或其他具有病毒灭活效力的皮肤黏膜消毒剂消毒涂擦或消毒伤口内部。③清创与缝合：清创前，应仔细探查伤口，避免遗漏肌腱、神经、骨骼等深部组织损伤，并避免异物残留于伤口内。对需要注射被动免疫制剂且清创后需要缝合的伤口，应在完成被动免疫制剂局部浸润注射后予松散缝合。伤口是否进行Ⅰ期缝合需要综合考虑多方面因素，如受伤时间、致伤动物、受伤部位、伤口污染程度等。严重、复杂的动物咬伤伤口的后续外科处置，最好由专科医师或在专科医师协助下完成。④预防性抗生素的使用：咬伤部位在手、足、脸，刺伤或穿透伤，需要清创的伤口，伤口累及肌腱、关节、韧带，骨折；伤口经历过Ⅰ期缝合；易感人群，如糖尿病、肝硬化、无脾、免疫缺陷病人；有人工瓣膜或假体关节的病人。⑤破伤风预防：狗咬伤的Ⅱ级暴露伤口、Ⅲ级暴露伤口（完好的黏膜被唾液污染），进行全程免疫接种破伤风疫苗。

2. **狂犬病疫苗接种**　应用人群为Ⅱ级和Ⅲ级暴露者；5针免疫程序：第0、3、7、14和28天各接种1剂，共接种5剂。2-1-1免疫程序：第0天接种2剂（左右上臂三角肌各接种1剂），第7天和21天各接种1剂，共接种4剂。简化4针免疫程序：第0、3、7、14天，或第14～28天的任意1天，各1剂。免疫功能低下者应接受5针免疫。

3. **被动免疫制剂注射**　应用人群为首次暴露的Ⅲ级暴露者；存在严重免疫功能缺陷的首次Ⅱ级暴露者；首次暴露未使用被动免疫制剂，7天内再次发生暴露的Ⅲ级暴露者；处于HIV临床期或接受过造血干细胞移植，再次暴露的Ⅱ级及Ⅲ级暴露者。

4. **再次暴露后的处理**　①伤口处理：任何一次暴露后均应及时进行规范的伤口处理。②狂犬病疫苗接种：如再次暴露发生在免疫接种过程中，则继续按照原有程序完成全程接种，不需加大剂量和剂次。上次免疫程序最后1剂完成后3个月内再次暴露，无须加强免疫。上次免疫程序最后1剂完成后3个月及以上再次暴露者，需第0和3天各接种1剂疫苗。③被动免疫制剂：按暴露前或暴露后程序完成了至少2剂狂犬病疫苗接种者，除HIV感染者临床期或造血干细胞移植病例外，再次暴露均无须使用被动免疫制剂。

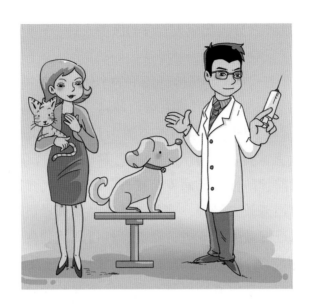

（四）预防措施

1. **一般人员预防狗咬伤** ①遛狗时用链条或绳索牵引，并主动避让行人；家养狗进出楼道，主人要主动牵引，避免惊吓邻居。②家养犬 3 个月大时首次免疫接种，1 岁时加强免疫，以后每年补免 1 次，保障免疫效果，预防狂犬病，并登记注册，办理宠物饲养证。③加强散养犬和流浪犬管控，及时处置疯狗（疯狗特征：两眼直视，两耳竖起，声音嘶哑，张嘴伸舌流口水，颈部强直，低头垂尾，走起路来左右乱晃，喜居僻处，不认主人，稍有刺激则到处咬人或咬动物）。④病死狗应焚烧或深埋，不可剥皮、食肉。⑤在喂狗时，不要突然伸手或拿石头，木棒之类的东西，以免引起狗的误会而遭狗咬伤。⑥对于狗，不要突然伸手去摸，也不要拼命奔跑，不要正视狗的眼睛而激怒它。⑦如果被狗扑倒在地，抱着头，把脖子缩紧，保护头部和喉咙，避免造成致命伤害。⑧加强狂犬病防治宣传力度，提高人们的防患意识，让人们充分意识到狂犬病可防不可治，增强公众暴露后规范处置意识。⑨接触狂犬病病毒的实验室工作人员、可能涉及狂犬病病人管理的医护人员、狂犬病病人的密切接触者、兽医、动物驯养师以及经常接触动物的农学院学生等所有持续、频繁暴露于狂犬病病毒危险环境下的个体，推荐进行暴露前预防性狂犬病疫苗接种。⑩狗咬伤即暴露后及时、科学、规范处置。

2. 消防搜救犬训导员预防狗咬伤　①开展健康教育，正确认识狗咬伤的危害，提高对狂犬病的防患意识，重视暴露后的处置。②训导员上岗前预防性狂犬病疫苗接种。③搜救犬预防性狂犬病疫苗接种。④加强搜救犬管理，笼养、链条牵，训导员不在场时，陌生人勿随意靠近搜救犬。⑤进行喂养、科目训练和现场搜救时，训导员要按规定着装，注意保护头面颈、手、前臂及躯干等易伤部位。⑥手、前臂等部位有伤口时，要避免被搜救犬舔舐。

三、蜂蜇伤

消防员在居民求助摘除马蜂窝、山岳救援、山地林区灭火等救援行动时，易发生蜂蜇伤。

（一）基本知识

夏秋季节，人们有意或无意惊扰了蜂群的领地而受到蜂攻击，山区、农村、山城多见。常见蜇人蜂有胡蜂、蜜蜂、蚁蜂及细腰蜂等，胡蜂又称为"黄蜂"或"马蜂"，蜂尾部有毒腺及整针，整针刺入人体露出部位的皮肤将毒液注入。蜂毒液生物活性物质主要有肽类、酶类及生物胺类，可使组织细胞裂解，胃肠平滑肌兴奋性增高，使组织释放组胺、5-羟色胺产生炎症反应、过敏反应等。

（二）蜂蜇伤的主要症状

1. 局部症状　常发于暴露部位，如头面部、颈部、手背和小腿，表现为蜇伤处红肿、灼热、皮疹、瘙痒、疼痛等。重者局部变黑、瘀点，并可扩散，甚至发生组织坏死，部分患者可见蜇针残留。

2. **全身过敏症状** 出现在蜇伤后数分钟到数小时，表现为广泛的红斑、瘙痒、荨麻疹；腹痛、恶心、呕吐、腹泻；咽喉水肿、呼吸困难、哮喘；心动过速、低血压或休克、意识丧失、大小便失禁等。

3. **脏器功能损伤** 表现为腰痛、血尿、蛋白尿及急性肾功能不全；心功能不全，心律失常、心肌缺血；急性肺损伤；急性肝功能衰竭，消化道出血；急性溶血和外周血白细胞增高，类白血病反应；意识障碍、抽搐等。

（三）蜂蜇伤的诊断与鉴别诊断

1. **诊断要点** 有明确毒蜂蜇伤史；有蜇伤局部临床表现；典型者有全身过敏症状或 / 和脏器功能损伤的临床表现。

2. **鉴别诊断** 与其他毒虫咬蜇伤鉴别，特别注意病史采集及检查被咬蜇部位肿胀处的细小咬、蜇痕及毒刺等。①蜈蚣咬蜇伤：其伤口是一对小孔，毒液流入伤口。局部症状轻者红肿痒痛，重者组织坏死、畏寒发热、头痛头晕、恶心呕吐、休克、抽搐、昏迷等，其毒液为酸性。②毒蝎蜇伤：蝎尾部有一个尖锐的钩，与一对毒腺相通，蝎子蜇人，毒液即由此流入伤口。局部剧痛、红肿、发麻，甚至失去感觉，伤口周围发黑、起水疱，还伴有头晕、心慌、出虚汗等全身症状，严重者可以引起休克，其毒液呈酸性。③毒蜘蛛刺伤：局部红肿疼痛，可起水疱或血疱全身症状常较重，可出现头痛头晕、恶心呕吐、发热等，严重时可出现腹肌痉挛，谵妄、昏迷，甚至死亡，毒液呈弱酸性。

（四）蜂蜇伤的治疗

1. **现场处理** ①暴露蜇伤处，在头部应剃掉头发（特别是群蜂蜇伤）。②用针挑或黏性较强的胶带，尽快拔除肉眼可见的毒刺，不可挤压，可用真空吸毒器吸出毒汁。③局部冲洗：蜜蜂、土蜂等蜇伤可选择弱碱性液体，如 2%～3% 碳酸氢钠液、肥皂水、淡石灰水等；胡蜂蜇伤可选择弱酸性液体，如食醋、0.1% 稀盐酸等。也可直接用清水或生理盐水进行冲洗。④酌情使用季德胜蛇药片调成糊状，涂抹在伤处及周围。⑤肿胀明显者，抬高患肢，24 小时内局部冰敷。⑥疼痛明显者，非甾体抗炎药局部外用或口服。

2. 过敏反应治疗　①仅表现为皮肤症状。处理：口服抗组胺类药物，如扑尔敏、赛庚啶等；酌情使用糖皮质激素及其他抗过敏剂，如强的松等，短期留院观察。②除皮肤症状外，有轻度呼吸系统或循环系统症状。处理：吸氧；肾上腺素皮下注射或肌内注射；注射抗组胺类药物，可使用糖皮质激素及其他抗过敏剂，留院观察。③出现低血压、气道梗阻和 / 或严重呼吸困难。处理：患者平卧，适当抬高下肢；吸氧，保持气道通畅，必要时气管插管或气管切开；肾上腺素皮下或肌内注射；注射抗组胺类药物、糖皮质激素及其他抗过敏剂；建立静脉通道，充分补液；严密监测生命体征及脏器功能状况。

3. 综合治疗　①补充液体，纠正血容量不足及水电解质紊乱，碱化尿液。②处理各种脏器功能受损，包括保肝、营养心肌、预防及治疗消化道出血等。③维持基本循环呼吸功能。④血液净化治疗。

（五）预防措施

1. 一般人员预防蜂蜇伤　①夏秋季到郊外游玩或在野外作业时，要着长袖衣裤，避免穿着色泽鲜艳、彩色和黑色的衣服，建议穿白色、绿色、卡其色服装。②野外活动避免使用含香味的防晒霜、香水等。③野外活动保管好食物和饮料，避免含糖和甜味饮料外露。④发现毒蜂时不要奔跑、鞭打或扑打，保持静止，最好等到毒蜂飞走以后再离开。⑤一旦招惹蜂群，要马上采取保护措施，如躲进建筑内关好门窗，就地趴下减少暴露面积，用衣物或其他膜状物覆盖身体，尤其做好头面部、手等暴露部位的保护。⑥如被蜂蜇伤，要及时处理伤口，酌情使用抗过敏药物及送医治疗。

2. **消防员摘除马蜂窝预防蜂蜇伤** ①着装要求：摘除马蜂窝战斗员着防蜂服，戴上厚型手套，扎紧领口、袖口、裤口，防止蜂钻入衣服内。②工具准备：加厚塑料袋、杀虫剂、医疗急救箱等。③场地警戒：设立警戒区，疏散周围人员，疏散要彻底，疏散的距离越远越好，外围警戒人员也不得进入警戒区内。④正确摘除：根据实际情况，采用袋装法、喷药剂法等摘除马蜂窝。⑤蜂窝处置：被取下的马蜂窝，采用火烧或就地掩埋，不得带回队站或遗留现场，避免造成二次伤害。

第十二节　植物源性中毒

消防员、志愿者、野外探索者、山民、游客等在户外劳作、旅游、山岳救援、山地林区灭火、抗洪抢险及野外宿营期间，易接触有毒植物，发生中毒。

一、基本知识

我国有毒植物约有1 500多种，分布于140余科，其中毛茛科、杜鹃花科、大戟科、茄科、百合科、豆科等有毒植物最多，主要集中分布于亚热带常绿阔叶林和热带雨林中，特别是西南的云南、四川和华南的广西、广东及福建等省份。有毒植物可因吸入而中毒，如大麻、曼陀罗等；有的因接触而中毒，如大戟科、漆树科、天南星科、荨麻科等；还有的因食用或误食有毒植物中毒。有毒植物中的有毒化学成分主要有：非蛋白氨基酸类，大都存在于毒蘑菇中，主要破坏神经冲动传递，抑制蛋白质合成，降血糖等；肽类，均见于豆科和大戟科植物中，引起过敏性变态反应，如过敏性鼻炎、哮喘等症状；生物碱类，如乌头碱、藜芦碱等，具有兴奋或抑制神经系统以及致癌作用；苷类，有强心、溶血、刺激消化道的多种毒性；酚类，植物中常见的成分之一，毒性较小；萜类，在植物中广泛存在，许多混合萜类化合物具有强烈毒性，主要在大戟科和菊科中；无机化合物和简单有机化合物，是植物吸收、积累的外源性物质，主要是一些重金属和硝酸盐。

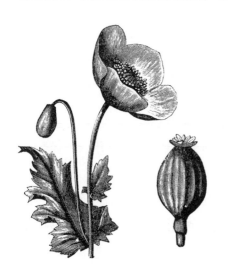
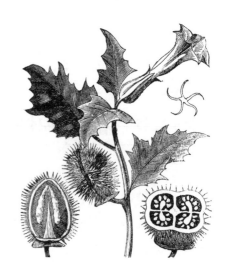

二、有毒植物中毒的主要症状

1. **对皮肤、黏膜及眼等刺激作用**　表现为皮肤红肿、过敏、瘙痒、黄染、皮疹，口腔溃疡，眼痛、肿胀，结膜炎，结膜出血，青光眼，功能性失明等。如十字花科植物的芥子油苷、菊科植物的倍半萜酯等。

2. **消化系统表现**　几乎所有的有毒植物都能引起或产生非特

异性刺激，引起胃肠炎，表现为食欲减退、流涎、恶心、呕吐、腹痛、腹泻、腹胀等；部分有毒植物可引起黄疸、肝硬化、肝坏死、巨红细胞症等。

3. **神经系统表现**　可有全身乏力、抑郁、嗜睡、瘫痪、昏迷等，还可表现痉挛、狂躁不安、共济失调，也可表现为肌肉麻痹松弛、四肢麻木等。如毛茛科、马钱科、杜鹃花科、防己科、百合科、罂粟科、夹竹桃科、卫矛科等植物。

4. **呼吸系统表现**　发绀、支气管痉挛、哮喘、呼吸困难、肺气肿、肺水肿等。如含箭毒生物碱类化合物和含氰苷植物。

5. **泌尿系统表现**　血尿、肾硬变、肾结石、肾衰竭等。如苍耳属植物的氢醌、栎树叶和橡子的丹宁、马齿苋属、大黄属等植物。

6. **心血管系统表现**　贫血、心律不齐、血压下降、心脏停搏等。如野葱、羽叶甘蓝、棉酚、洋地黄、铃兰、嚏根草、轮叶王孙、郁金香、黄精属、夹竹桃、卫矛等植物。

7. **免疫系统表现**　过敏性休克、过敏性鼻炎、过敏性哮喘、过敏性皮炎等。如漆树、金丝桃科、荞麦、藜等植物。

三、有毒植物中毒的诊断

通过询问病史、体征检查、实验室检查和毒物鉴定，以确定是否中毒、毒物种类及中毒程度，综合分析，明确诊断。

四、有毒植物中毒的治疗

1. **一般治疗**　首先应阻止或减慢毒物的吸收，除去未吸收的毒物，减少毒物作用。①吸入性中毒：立即脱离现场，呼吸新鲜空气，保持呼吸道通畅，及时排除呼吸道分泌物。②接触性中毒：解除接触，清理毒物。③食入性中毒：采取洗胃、催吐、导泻、利尿等方法排除毒物。

2. **应用解毒剂治疗** ①服用沉淀剂：用鞣酸、浓茶水，使生物碱沉淀，减缓毒物的吸收。②服用吸附剂和保护剂：活性炭是良好的吸附剂；对食管、胃肠道黏膜有刺激、腐蚀作用的有毒植物中毒时应用保护剂，如植物油、牛奶、蛋清、豆浆、淀粉糊等。③应用特效解毒剂治疗：如洋地黄类植物中毒可考虑应用消胆安；氰苷类中毒应用亚硝酸盐和硫代硫酸盐解毒；毒扁豆碱治疗箭毒类中毒；纳洛酮治疗吗啡中毒；阿托品治疗毒扁豆碱类中毒；氢氧化钙、葡萄糖酸钙治疗植物草酸盐中毒；亚甲蓝和维生素 C 治疗亚硝酸盐中毒；硫胺素治疗蕨类植物中毒；出血性中毒症状可用维生素 K 治疗。④应用通用解毒剂治疗：由活性炭、鞣酸、氧化镁（比例 2∶1∶1）的混合物组成，急救时，用混合物 1～3 小匙加水（约 200ml）令患者口服。适用于毒物不明者、洗胃不能立即施行者、欲给予催吐剂者。

3. **对症与支持治疗** 某些植物中毒的病人可因中毒严重或因中毒后就诊较迟，造成机体功能的严重障碍，如呼吸衰竭、休克、肺水肿、急性肾衰竭、中毒性心肌炎、急性中毒性肝病等，应及时对症处理与支持治疗，使病人安全度过危险期。

五、部分有毒植物简介

（一）野漆树

毒性成分为叶子和茎的汁液含有漆酚。过敏体质者皮肤与之接触可引起红肿，出现红疹、瘙痒等症状，误食会引起强烈刺激，引起口腔炎、呕吐、腹泻，严重者可导致中毒性肾病。分布于我国华北、华东、华南、中南及西南等地，多生于向阳避风山坡。

（二）蝎子草

蝎子草又叫荨麻，茎秆、叶柄甚至叶脉上都长满了含有剧毒的刺，皮肤接触后，疼痛难忍，持续时间长。分布于黑龙江、吉林、内蒙古、河北、河南、陕西等省份，多生于湿润的山坡上、小溪边。

（三）商陆

商陆又名当陆、夜呼。全株有毒，根部和果实最毒。误食后，出现恶心、呕吐、腹泻，视物模糊、嗜睡、出汗等症状。大量误食时，可引起痉挛和呼吸障碍。分布于大部分地区有分布，多生于疏林下、林缘、路旁、山沟等湿润的地方。

（四）马桑

马桑的种子、果实、茎叶含有马桑毒素、吐汀等苦味质。误食可出现流涎、呕吐、发汗、心悸、脉弱、苦闷不安、呼吸困难，随后产生癫痫样发作，渐渐间歇时间缩短而反复发作，终因弛张性痉挛而死。分布于陕西、甘肃、山西、河南、湖南、湖北、四川、云南、贵州等地，多生于山坡灌丛瘠土中，在潮湿的地方，生长繁茂，公路旁、小道、田埂两侧也常见。

（五）鸡母珠

鸡母珠又名美人豆、相思豆，是豆科相思子属的一种有毒植物，泛热带分布。常与海红豆（红豆）混淆，误食时会中毒，严重时甚至会丧命。分布于我国台湾、广东、广西、云南，生于山地疏林中。

（六）曼陀罗

曼陀罗又名曼荼罗，全草有毒，以果实特别是种子毒性最大，

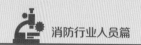
嫩叶次之。一般食用曼陀罗后 0.5 ～ 2 小时出现症状，早期症状为口、咽发干、吞咽困难、声嘶、瞳孔散大，皮肤干燥潮红、发热等。分布于中国各地均有分布，多生于田间、沟旁、道边、河岸、山坡等地方。

（七）毒芹

毒芹又名野芹菜、毒人参、白头翁，全棵有恶臭、有毒，花的毒性最大。误吃后恶心、呕吐、手脚发冷、四肢麻痹，严重者可死亡。分布于生于潮湿地方，我国东北、西北、华北地区的沼泽地水边或沟边。

（八）白屈菜

白屈菜又名牛金花，全草有毒，并有强烈挥发性刺激性气味。分布于我国各地都有分布，华北和东北、四川、新疆居多，生于山坡或山谷林边草地。

（九）毛茛

毛茛别称老虎脚迹、五虎草。全株有毒，尤其是种子有大毒。具有强烈挥发性刺激成分，与皮肤接触可引起炎症及水疱，内服可引起剧烈胃肠炎和中毒症状，辛辣味十分强烈。我国各地都有分布，东北至华南居多，生于山坡、河岸、路边、田野、湿地、水沟边及阴湿的草丛中。

（十）盐肤木

盐肤木为漆树科落叶灌木，又名盐麸木。叶子和茎的汁液含有漆酚。过敏体质者皮肤与之接触可引起红肿，出现红疹、瘙痒等症状，误食会引起强烈刺激，引起口腔炎、呕吐、腹泻，严重者可以导致中毒性肾病。在我国，除东北北部的其他地区都有分布。

（十一）南天竹

南天竹全株有毒，中毒症状为兴奋、脉搏先快后慢且不规则、血压下降、肌肉痉挛、呼吸麻痹、昏迷等。分布于河北、山东、湖北、江苏、浙江、安徽、江西、广东、广西、云南、贵州、四川等省。

（十二）红花石蒜

红花石蒜又名彼岸花，全株有毒，其花的毒性较大，其次是鳞茎。接触皮肤后即红肿发痒，进入呼吸道会引起鼻出血。食后有流涎、呕吐、下泻、舌硬直、惊厥、四肢发冷、休克，甚至呼吸麻痹死亡。我国各地都有分布，长江流域及西南各地居多，多野生于山林阴湿处及河岸边。

（十三）牵牛花

牵牛花的茎、叶、花都含有毒性，尤其是种子的毒性最强。服用过量会引起呕吐、腹泻、腹痛与血便、血尿的情形。在我国，除西北和东北的一些省外，大部分地区都有分布。

（十四）珊瑚樱

珊瑚樱全株有毒，叶比果毒性更大。中毒症状为头晕、恶心、嗜睡、剧烈腹痛、瞳孔散大。分布于安徽、江西、广东、广西，华北地区。

（十五）苍耳子

苍耳子全棵有毒，幼芽及种子的毒性最大，鲜叶比干叶毒，嫩叶比老叶毒。中毒后全身无力、头晕、恶心、呕吐、腹痛、便闭、呼吸困难、烦躁不安、手脚发凉、脉搏慢。严重者出现黄疸、鼻出血，

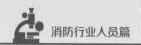

甚至昏迷，体温下降，血压忽高忽低，或者有广泛性出血，最后因呼吸、循环衰竭而死亡。分布于黑龙江、辽宁、内蒙古及河北等省份。

（十六）见血封喉

见血封喉的汁液有剧毒，若误入眼中，会引起失明；由伤口进入人体会引起中毒，使心脏停搏，血管封闭，血液凝固，在20～30分钟内死亡。常分布于广东（雷州半岛）、海南、广西、云南南部等地。

六、预防措施

（一）一般人员预防有毒植物中毒

预防措施包括：①加强宣传教育，了解掌握识别、鉴别有毒植物的知识及方法。②不采摘、不食用不熟悉的野花、野菜、野果。③不触碰不熟悉的漂亮野花。④不攀爬有毒植物的树干、不随意折树枝和摘叶子。⑤户外活动时，着长衣裤、戴帽，避免手、足、头部皮肤裸露与植物直接接触。⑥挖掘、采摘有毒植物时，做好个人防护，妥善保存有毒植物。⑦需为药物或食物的有毒植物，必须先经过严格加工处理或正确配伍。

（二）消防员山林灭火救援预防有毒植物中毒

预防措施包括：①着装要求：山岳救援时着抢险救援服全套、森林灭火时着灭火防护服全套。②工具准备：砍刀或电锯、有毒植物标识牌、医疗急救箱等。③安全向导：安全员或向导前方领路，发现有毒植物，避开有毒植物行走或设置有毒植物标识牌提醒队员。④毒物清除：有毒植物阻碍前行道路或影响救援时，用砍刀或电锯等工具进行清除。⑤毒物处置：将有毒植物置于安全距离外，以及远离水源及食物。

第十三节 化学制剂伤

一、概述

由于现代工业的迅猛发展，化学制剂损伤逐渐增加，现在约有25 000余种。其损害程度与化学物的性质、剂量、浓度、接触时间及面积、处理是否及时及有效等因素有关，一般分为局部损害与全身损害。

化学制剂对局部组织的损害有氧化作用、还原作用、腐蚀作用、原生质毒、脱水作用及起泡作用等。这是由化学制剂的性质所决定的。一种化学制剂可同时存在以上几种。有的因本身燃烧而致烧伤，如磷烧伤。有的本身对健康皮肤并无损害，一旦着火燃烧，造成皮肤烧伤，化学制剂即可通过创面吸收入体内，引起中毒反应。一般酸烧伤，由于组织蛋白凝固，形成一层痂壳，可预防进一步损害。碱烧伤后形成脂肪皂化，并可产生可溶性碱性蛋白，故对局部创面有继续损害的过程。磷烧伤后形成磷酸，可继续使组织损害。

化学制剂的全身损害方式可从正常皮肤、创面、呼吸道、消化道等吸收，引起中毒及内脏器官的破坏。化学烧伤的死亡率明显高于一般烧伤病人，就是由于化学毒物引起的中毒及其并发症所致。由于多数化学制剂是由肝、肾排泄，故肝、肾损害较多见。常见的有中毒性肝炎、急性肝坏死、急性肾衰竭及肾小管肾炎等。某些化学蒸气直接刺激呼吸道而致损伤，不少挥发生物质由呼吸道排出，亦刺激肺泡及呼吸道。有些化学制剂可抑制物质由呼吸道排出，刺激肺泡及呼吸道，引起肺水肿及吸入性损伤。有些化学物质可抑制骨髓、破坏红细胞，引起贫血或溶血。有的还可引起中毒性脑病、脑水肿、神经损害、消化道溃疡及出血等。

二、常见化学制剂损伤的临床症状及处置原则

（一）氯气

1. **临床主要症状**　轻度中毒表现为急性气管、支气管炎或支气管周围炎，如有咳嗽、咳痰、气急、胸闷等，可伴有轻度发绀。重度中毒则表现为弥漫性肺泡性肺水肿或中央性肺水肿、严重窒息或是出现气胸、纵隔气肿等严重并发症。

2. **处置原则**　立即脱离接触，保持安静及保暖。出现刺激反应者严密观察至少 12 小时，并予以对症处理。吸入量较多者应卧床休息，以免活动后病情加重，并应用喷雾剂，吸氧，必要时静脉注射糖皮质激素，有利于控制病情发展。

（二）氨气

1. **主要症状**　吸入后对眼和呼吸道有刺激症状，中毒时则会出现流泪、咽痛、声音嘶哑，严重时胸闷、呼吸困难，剧烈咳嗽，有时有血丝痰甚至咳大量粉红色痰，气急、心悸、明显发绀等。

2. **处置原则**　①迅速安全地将患者转移至空气新鲜处，维持呼吸、循环功能；彻底冲洗污染的眼睛和皮肤。②保持呼吸道通畅，可给予支气管解痉剂、去泡沫剂、雾化吸入；必要时给予气管切开，清除气道堵塞物，以防止窒息。③合理氧疗，并积极预防控制感染。④早期防治肺水肿，注意严格限制补液量。

（三）二氧化硫

1. **主要症状**　少量吸入后会出现眼及呼吸道的刺激症状，短期内（1～2 天）多能恢复正常。大量吸入后表现出中毒症状，出现头痛、恶心、呕吐、乏力等全身症状。眼结膜、鼻黏膜及咽喉部充血水肿明显。严重者气促、呼吸困难、发绀。

2. **处置原则**　①立即脱离中毒现场，静卧、保暖、吸氧。给予碳酸氢钠、氨茶碱、地塞米松、抗生素雾化吸入。用生理盐水或清水彻底冲洗眼结膜囊。②喉头水肿严重时，可行紧急环甲膜切开或气管切开。③氧疗，防治感染，合理输液，纠正电解质紊乱及抗休克治疗，注意防止肺水肿。

（四）氟化氢

1. **主要症状**　①吸入氟化氢后会产生眼、鼻、呼吸道黏膜刺激症状，出现流泪、流涕及鼻、喉、胸骨后的烧灼感，呛咳、声音嘶哑，严重者出现反射性窒息和中毒性肺水肿，引起呼吸衰竭。高浓度吸入或大面积灼伤吸收时，血中氟化物含量增高，结合成 CaF_2，血钙明显降低、损伤心脏，引起急性全身性中毒表现。②氢氟酸灼伤。皮肤接触 50% 以下浓度的氢氟酸后，局部创面麻木或出现蚁走感，数小时后渗出、溃疡，出现疼痛加剧，2～3 天后能够缓解。接触高浓度则疼痛立即发生，创面由红转为苍白，坏死，呈大理石样灰色，可深入骨组织。同时经皮肤吸收出现急性中毒症状。

2. **处置原则**　①眼和皮肤接触后迅速脱离现场，脱去污染衣着，立即用大量流动水彻底冲洗 20～30 分钟。②伤创面冲洗后进行中和治疗，选用钙剂、氢氟酸灼伤液等。供应较大剂量钙剂，直至正常。③大面积氢氟酸灼伤后，为防止吸收中毒，可及早给予 10% 葡萄糖酸钙或 5% 氯化钙静脉注入，并尽快转送至综合性医疗机构治疗。

（五）氯化氢

1. **主要症状**　接触氯化氢或盐酸"烟雾"可引起急性中毒。轻症者可出现眼结膜炎，鼻及口腔黏膜有烧灼感，齿龈出血，气管炎及支气管炎等症状。重症者出现呼吸及脉搏加快，咳嗽、胸闷加重。较高浓度吸入后，可引起喉痉挛或喉水肿甚至窒息。误服盐酸后，口腔、咽部、胸骨后和腹部发生剧烈的烧灼性疼痛和灼伤。皮肤受氯化氢气体或盐酸烟雾污染后，可发生皮炎；若接触盐酸液体，可造成化学性皮肤烧伤。

2. **处置原则**　①急性吸入中毒。立即脱离现场，除去被污染的衣物注意保持呼吸通畅。镇静、合理氧疗。②误服中毒。可用清水漱口，并用2.5%氧化镁液体，奶、豆浆、花生油等口服，保护胃黏膜等处理。不宜洗胃和催吐，以免加重损伤或引起胃穿孔。不宜用碳酸氢钠口服或洗胃，以免因产生二氧化碳而增加胃穿孔的危险。③皮肤和眼的处理。脱去污染的衣物，立即用大量流动清水彻底冲洗，

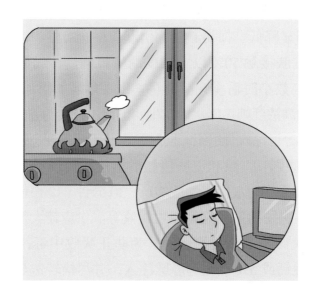

灼伤处可早期用 4% 碳酸氢钠洗涤或湿敷。如溅入眼内，应及早用大量清水冲洗，而后用 2% 碳酸氢钠或生理盐水冲洗后送眼科处理。

（六）二氧化碳

1. 主要症状　轻度中毒仅表现为头痛、头昏、耳鸣、气急、胸闷、乏力、易兴奋等症状；重症者可有昏迷，反射消失，瞳孔散大或缩小，肌肉痉挛性抽搐大小便失禁，呼吸困难、呕吐、高热等脑水肿表现。极高浓度吸入可引起反射性呼吸骤停而发生死亡。症状较轻的患者一般可在几小时内清醒，数日或数周后才能完全恢复，往往预后较好，一般不留有后遗症。

2. 处置原则　①迅速将患者移出中毒现场至空气新鲜处，保持呼吸道通畅，尽快吸入氧气。呼吸和心搏骤停者，应立即实施人工呼吸和体外心脏按压术，直至送达专科医院。②对症治疗为主，四肢痉挛抽搐者可给地西泮等镇静剂；高热者可用人工冬眠疗法，合理应用抗生素等。

（七）硫化氢

1. 主要症状　①接触反应：接触硫化氢后出现眼睛刺痛、畏光、流泪、结膜充血，咽部烧灼感、咳嗽等，或有头痛、头晕、乏力、恶心等神经系统症状，脱离接触后在短时间内消失。②中毒反应：可出现意识障碍，昏迷，急性气管、支气管炎、肺水肿，猝死，多器官功能衰竭。③慢性影响：长期接触硫化氢，可引起眼部及呼吸道慢性炎症。可出现神经衰弱综合征，自主神经功能紊乱和周围神经损害。

2. 处置原则　①迅速脱离现场，立即给氧，保持呼吸道通畅，有条件者尽快给予高压氧治疗。对呼吸心搏骤停者，立即进行心肺、脑复苏。②眼部冲洗，用生理盐水或 2% 碳酸氢钠溶液冲洗，

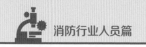

按眼科治疗。③对症治疗，尽早送至专科医疗机构。

（八）氰化氢

1. **主要症状**　在短时间内吸入高浓度本品，可立即引起呼吸、心搏停止，造成猝死。轻度中毒时出现头痛、头昏、乏力、胸闷、呼吸困难、心跳加快等症状可有恶心呕吐；重度中毒未猝死者，由于缺氧加重，出现气急、胸部紧迫感、心悸，继之烦躁不安、抽搐、意识模糊、昏迷。起初皮肤黏膜呈鲜红色，血压降低，然后呼吸变浅、变慢，皮肤转为发绀，最终呼吸与心搏停止。皮肤或眼接触氢氰酸可引起灼伤，同时可经皮肤吸收中毒。

2. **处置原则**　①立即脱离现场至空气新鲜处。呼吸心搏骤停者，应实施心肺脑复苏术。受污染者应脱去污染衣物，彻底用清水冲洗皮肤。选择性应用5%硫代硫酸钠洗胃。氰化物毒性强，残留液体需要专项处置。②急救时，应立即就地应用解毒剂和吸入纯氧。③对症治疗，尽早送至专科医疗机构。

（九）硫酸

1. **主要症状**　①皮肤灼伤：皮肤接触到一定浓度的硫酸时，先呈黄色，后转为棕褐色或黑色的痂皮。界限清楚，痂皮干燥部分呈现皮革状，有时见树枝状静脉栓塞。②黏膜损伤：误服硫酸后可致口腔、咽喉、胸骨后和腹部剧烈疼痛、烧灼感，黏膜苍白、糜烂、坏死，严重时穿孔、出血，伴发休克。③全身影响：硫酸经皮肤大量吸收后，可大量消耗体内的储备碱，导致酸中毒。可影响神经系统。皮肤大面积酸烧伤可并发热伤性休克。

2. **处置原则**　立即脱离现场，用干布抹去皮肤上残留的硫酸，再用大量清水冲洗创面，并脱去被污染的衣物。冲洗时间一般不少于30分钟，再用清洁被单包敷后送医院继续治疗。

（十）氢氧化钠（钾）

1. 主要症状 ①皮肤：可造成皮肤的程度烧伤。因碱易与脂肪形成皂化反应，如不及时地清除致伤物质，可使其对组织的伤害继续加深至脂肪或肌肉组织，并可因其严重的组织伤害引发休克、肾功能损害甚至衰竭。②消化道：误食强碱溶液，可使口腔、消化道黏膜发生糜烂、坏死，甚至使食管、胃穿孔或大出血，并发腹膜炎等。后期可使食管狭窄。③呼吸道：强碱的雾粒或粉尘可使气管内膜、支气管甚至肺泡的上皮细胞受到损伤，引起气道阻塞、肺水肿、肺不张。④眼部：碱可致眼结膜炎、结膜水肿坏死，角膜上皮脱落、坏死、穿孔以致失明等。眼睑的灼伤可使其水肿外翻，甚至可导致睑板缺失等。

2. 处置原则 立即脱离污染源，脱除被污染的衣物等。用大量流动水冲洗，在情况允许下，冲洗时间不应少于30分钟（眼部的冲洗更为重要），然后用干净被单包裹后送至医院继续治疗。

（十一）生石灰

1. 主要症状 具有强烈的吸水性，与水结合后生成氢氧化钙，并发出大量的热，故生石灰烧伤常见两种并存的损伤，即热力损伤和碱的伤害。生石灰烧伤多为深Ⅱ度。

2. 处置原则 条件允许的情况下，可先用干布或植物油擦去皮肤表面的生石灰粉末，再用大量流动水彻底冲洗，否则容易加深创面损伤。其余处理与氢氧化钠相同。

（十二）苯

1. 主要症状 短期内吸入高浓度苯蒸气后，出现头晕、头痛、恶心、呕吐兴奋、步态蹒跚等酒醉样状态，可伴有黏膜刺激症状。

吸入高浓度苯蒸气后，会出现烦躁不安、意识模糊、昏迷、抽搐、血压下降，甚至呼吸和循环衰竭。

2. 处置原则　①急性中毒：应迅速将中毒患者移至空气新鲜处，立即脱去被苯污染的衣服，用肥皂水清洗皮肤。保暖、卧床休息，吸氧，对呼吸和心搏骤停者立即施行人工呼吸和体外心脏按压术，直至送达医院。②其他处理急性轻度中毒恢复后，一般休息3～7天，重度中毒依病情而定。慢性中毒一经确诊后，即应调离接触苯及其他有毒物质的工作轻度中毒一般可从事轻微的工作或半日工作；中度中毒适当安排休息；重度中毒需全休，受观察对象根据职业禁忌证，可考虑调离苯作业岗位。

（十三）有机磷酸酯类农药

急性中毒者应迅速脱离接触，脱去污染衣物，肥皂水（忌用热水）彻底清洗被污染的皮肤、头部、指甲等，眼部则用清水或2% 碳酸氢钠溶液冲洗；迅速给予解毒药物，轻度中毒者可单用阿托品，中重度则需要阿托品及胆碱酯酶复能剂（如氯磷定、解磷定）两者并用。合并使用时有协同作用，剂量应适当减少。而出现敌敌畏、乐果等中毒时，使用胆碱酯酶复能剂的效果较差，治疗应以阿托品为主，但也要防止阿托品过量甚至中毒。其他则对症支持治疗。

综上所述，化工火灾现场情况复杂，所波及范围和可能造成的损伤程度往往是潜在动态和进展的。不同种类的化学物质，其理化特性、接触途径、毒作用特点及机制、临床中毒表现等均有差异，对应的现场应急处置和临床救治原则也有所不同。因此，了解引起急性化学损伤的常见化学物种类，有助于我们科学有效地进行应急救援工作。通过及时有效的急救措施，能在伤后短时间内稳定伤情，减轻痛苦，减少伤残率，最大限度地挽救生命。

第十四节　心搏骤停

一、心搏骤停的定义

心搏骤停（cardiac arrest，CA），即心脏停搏，是指心脏的泵血功能突然停止，造成全身循环中断、呼吸停止和意识丧失。若及时采取正确有效的复苏措施，有可能恢复，否则可导致死亡。引起心搏骤停的常见的心律失常包括心室颤动（ventricle fibrillation，VF）、无脉性室性心动过速（ventricular tachycardia，VT），心室停搏（asystole）以及无脉性电活动（pulseless electrical activity，PEA），或称为电机械分离（electrical mechanical dissociation，EMD）。

二、心搏骤停的病因

（一）心源性心搏骤停

心血管疾病是心搏骤停最常见且最重要的原因，其中以冠心病最为常见，尤其是急性心肌梗死（acute myocardial infarction，AMI）的早期。其余 20% 是由其他心血管疾病所引起，如先天性冠状动脉异常、马方综合征、心肌病、心肌炎、心脏瓣膜损害和 Brugada 综合征等。

（二）非心源性心搏骤停

1. **严重的电解质紊乱和酸碱平衡失调**　比如严重的高钾、低钾或高钙、高镁血症，严重的酸中毒等。

2. **其他因素**　如严重创伤、窒息、中毒、药物过量、脑卒中等致呼吸衰竭，甚至呼吸停止。各种原因的休克、药物过敏反应等。手术治疗操作和麻醉意外等。突发意外事件，如雷击、触电、溺水、自缢等。

三、心搏骤停的诊断

心搏骤停的临床过程

1. **前驱期**　很多患者在发生心搏骤停前有数天或数周甚至数月的前驱症状，比如心绞痛、胸闷或心悸的加重，易于疲劳及其他的主诉。部分患者可无前驱症状，瞬即发生心搏骤停。

2. **发病期**　又称终末事件期，是指心血管状态出现急剧变化，到心搏骤停发生前的一段时间，自瞬间至持续一小时不等。典型的临床表现可以有严重的胸痛、急性呼吸困难、突然心悸，持续心动过速或头晕目眩等。

3. **心搏骤停期**　意识完全丧失为该期的特征。如不立即抢救，一般在数分钟内进入死亡期，罕有自发逆转者。心搏骤停的症状和体征依次出现如下：心音消失，脉搏摸不到，血压测不出。意识突然丧失或伴有短阵抽搐，抽搐常为全身性，多发生于心脏停搏后 10 秒内，有时伴眼球偏斜。呼吸断续，呈叹息样，以后即停止，多发生在心脏停搏后 20 ～ 30 秒内。昏迷多发生于心脏停搏 30 秒后。瞳孔散大多在心脏停搏后 30 ～ 60 秒出现。但此期尚未到生物学死亡。如予及时恰当的抢救，有复苏的可能。

4. **生物学死亡期**　心搏骤停发生后，大部分患者将在 4 ～ 6 分钟内开始发生不可逆脑损伤，随后经数分钟过渡到生物学死亡。心搏骤停发生后，立即实施 CPR 和尽早电除颤是避免发生生物学死亡的关键。

四、心搏骤停的抢救

（一）基础生命支持

基础生命支持（basic life support，BLS）。是维持人生命指征的最基本方法和手段，包括识别，迅速采用胸外心脏按压，人工呼吸和电除颤。

1. **早期识别心搏骤停并启动急救医疗服务系统**（emergency medical services system，EMSS）

（1）**心搏骤停的早期识别：**①评估现场：只要发病地点不存在危险并适合，应就地抢救。②判断意识：急救人员在患者身旁快速判断有无损伤和反应，可拍打双肩，并大声呼叫、问询。③求助：如果患者无反应，呼喊旁人帮忙拨打急救电话，并尽快取得 AED。④判断生命体征：听呼吸看胸廓起伏，同时检查颈动脉搏动，在喉结旁两横指或颈部正中旁三横指处，用食指和中指两指触摸颈动脉有无搏动，以上操作要在 10 秒内完成。如发现患者出现意识丧失，且无呼吸或仅是喘息，无颈动脉搏动，应立即实施心肺复苏术。2000 年的指南规定，对非专业急救人员，无须根据脉搏检查结果来确定是否需要胸外按压或电除颤。如果发现无反应，无自主呼吸即按心搏骤停处理。

（2）**启动 EMSS 系统：**对于第一目击者来说，如发现患者无反应，无意识及无呼吸，只有 1 人在现场，对成人要先拨打急救电话，启动 EMSS 系统，目的是求救于专业急救人员，并快速携带除颤器到现场。如果是淹溺或其他因窒息原因所致，应立即进行五组 CPR（约 2 分钟），再去打电话。2 人以上时，1 人打电话，另 1 人马上实施 CPR。打电话的人要保持平静，不要慌张，准确回答下列问题：①位置。②可联系的电话号码。③发生什么事件，如心脏病发作或交通事故等。④所需急救的人数。⑤患者的一般情况。⑥已经给予患者何种急救措施，如正在行 CPR，正使用 AED。⑦其他任何被询问的信息，确保 EMSS 急救人员无任何疑问。

2. 实施高质量的 CPR 2010 年起，BLS 的流程更改为 C 胸外按压 –A 开放气道 –B 人工通气

C（circulation）——循环：将患者放置于平整硬质平面上，仰卧位，正确按压点为患者两乳头连线的中点部位，胸骨中下段，一手的掌根紧贴患者胸骨，另一手掌根部叠放其上，双手指紧扣进行按压，双臂伸直，使腕关节、肘关节、肩关节呈一直线，并垂直于患者。保证按压力量，速度和深度，利用上身力量用力按压 30 次，速度至少保证 100 ～ 120 次 /min，按压深度至少 5 ～ 6cm，按压过程中掌根部不可离开胸壁，以免引起按压位置波动，而发生肋骨骨折。按压时身体不得倚靠患者，并要保证每次按压胸廓充分回弹，按压与放松间隔比为 1：1。

A（airway）——气道：采用仰头抬颏法开放气道。用一只手放置在患者前额并向下压迫，另一只手放在颏部，也就是下巴，并向上提起，头部后仰，使双侧鼻孔朝正上方即可。看患者口腔是否有分泌物并进行清理，如有活动假牙需摘除。对怀疑有颈部损伤的患者可使用托颌法。

B（breath）——呼吸：采用人工呼吸时，观察到胸廓上抬即可，切忌过度通气，但应该强调，在人工通气时，应该使用个人保护装置，如面膜等，对施救者实施保护。①口对口呼吸：需捏住患者的鼻孔，防止漏气，施救者用口把患者的口完全罩住，缓慢吹气，每次吹气应持续 1 秒以上。②口对鼻呼吸：对于那些不能进行口对口呼吸的患者，如牙关紧闭，不能张口，口唇创伤者。而救治溺水患者时，尤其应使用口对鼻呼吸方法。③球囊 – 面罩通气：助手在患者头部采用 EC 手法固定简易呼吸器，挤压球囊，每次送气时间

>1 秒，潮气量为 500 ~ 600ml。

以上步骤按照 30∶2 的比例重复进行，每五个循环检查一次患者呼吸，脉搏是否恢复，检查时间要小于 10 秒，感到疲劳时，及时换人，持续进行，确保按压深度力度及频率，使得在整个 CPR 过程中有效按压比例大于 60%。

3. 早期电除颤 当取得 AED 后，打开电源，按照 AED 语音提示进行操作。根据电极片上的标识，将一个贴在右胸上部，另一个贴在左侧乳头外缘。离开患者并按下心电分析键，如提示可除颤心律，按下电击按钮，如果一次除颤后未恢复有效心率，立即进行五个循环。如果有除颤仪，应根据心电监护上的波形判断是否为可除颤心率，如室颤、室扑、无脉性室速，需非同步除颤。如果选择单向波需 360J，如果选择双向波需 200J。第二次和随后的能量应该相当。

（二）高级生命支持

急救小组就位后，要尽快开放静脉通路，给予急救药物，建立高级气道，行气管插管。

1. 常用的复苏药物

（1）**肾上腺素**：为复苏的一线用药，每 3 ~ 5 分钟给予肾上腺素 1 毫克静脉推注。

（2）**胺碘酮**：对于多次除颤均不能转复的患者，可以使用胺碘酮，首剂 300mg，第二剂 150mg。

（3）**利多卡因**：仅作为无胺碘酮时的替代药物。首剂 1 ~ 1.5mg/kg，第二剂减半。

（4）**硫酸镁**：对于尖端扭转型室速，紧急情况下可使用 1 ~ 2g 加入 100ml 液体中静滴，10 ~ 20 分钟静滴完毕。

（5）**多巴胺**：20mg/ 次静脉注射，或 5 ~ 20μg/（kg·min）静

脉滴注。

（6）**碳酸氢钠：**对于心搏骤停时间较长者可以使用。

（7）**纳洛酮：**对于已知或疑似阿片类药物成瘾的患者，如果无反应且无正常呼吸但有脉搏，在提供标准 BLS 救治的同时可给予。

2. **气管插管**

（1）**物品准备：**喉镜、导丝、气管导管，男性 7.5～8 号，女性 7～7.5 号。

（2）**步骤：**置入喉镜，挑起会厌，暴露声门，直视下插入气管导管，拔出管芯，连接辅助呼吸设备。

（3）**插管深度：**距门齿的距离，男性 21～23cm，女性 20～22cm。

（4）**确认气管导管位置：**应排除气管插管误入食管或主支气管，可采用观察胸廓起伏或听诊呼吸音来判断。

（三）持续生命支持

在抢救的同时，要将患者转送至医院或重症监护室继续复苏。维持有效循环，抗休克。防止脑缺氧和脑水肿，给予降温，镇静，抗癫痫，脱水，人工冬眠或激素。防止急性肾衰竭。防止继发感染等措施。

（四）终止心肺复苏的指标

1. **成功** 能触及大动脉搏动；有呼吸改善或出现呼吸；散大的瞳孔缩小；面色、口唇、甲床及皮肤由青紫转为红润；昏迷变浅或出现反射；停止心脏按压下心音基本正常，收缩压 60mmHg 以上；心电图表现窦性或异位心率。

2. **失败** CPR 已历时 30 分钟，心或脑死亡证据依然存在。心脏死亡：持续性心脏静止。脑死亡：①昏迷伴反射消失；②15 分钟无呼吸；③瞳孔散大；④脑反射活动消失；⑤静止型脑电图；⑥在开始 CPR 前循环呼吸停止，已大于 15 分钟。

参考文献

[1] 张红金，蔡文伟，廖训祯 . 院前医疗急救知识与技能培训教材 [M].
    杭州：浙江科学技术出版社，2020.

[2] 沈洪，刘中民 . 急诊与灾难医学 [M]. 北京：人民卫生出版社，2018.

[3] 王正国 .21 世纪的交通伤研究 [J]. 创伤外科杂志，2000，2（1）：1-4.

[4] 王声涌，胡毅玲 . 车祸流行病学 [M]. 北京：中国科学技术出版社，
    1995.

[5] 张涛，马骏，王用金，等 . 中国 2001 － 2008 年生产安全事故报告
    资料分析 [J]. 中华流行病学杂志，2009，30（11）：1211-1212.

[6] 闫草，王媛 . 触电事故案例分析及预防措施 [J]. 农村电工，2018，26
    （01）：48.

[7] 孟丽霞，王来萍，赵红燕，黄蕊 . 重度电击伤的护理研究进展 [J]. 护
    理研究，2007（30）：2737-2738.

[8] 马海珍，张志伟 . 触电防范及现场急救 [M]. 北京：中国电力出版社，
    2015.

[9] 韩树堂 . 触电（电击）的现场急救 [J]. 安全，2002（02）：31-32.

[10] 周绍梅，邢昭晶 . 重度烧伤休克期患者的护理 [J]. 中华实用医药杂
    志，2008.

[11] 黄乃勇 . 电力行业电击伤的现场紧急救护培训 [J]. 河南科技，2012
    （14）：12-13.

[12] 徐冬梅 . 重度电击伤患者的院前急救与护理 [J]. 中国医药指南，
    2016，14（33）：282.

[13] 刘国霞 . 电击伤院前急救体会 [J]. 中国民族民间医药,2009,18（07）：
    105-106.

[14] 管翠红，陈新龙 .18 例电击伤致截肢（指）患者的护理干预 [J]. 护理

实践与研究，2012，9（02）：41-42.

[15] 叶任高. 内科学 [M]. 北京：人民卫生出版社，2003，987-988.

[16] 刘树元，宋景春，毛汉丁，等. 中国热射病诊断与治疗专家共识 [J]. 解放军医学杂志，2019，44（03）：181-196.

[17] 宁波，刘树元，宋青. 暑期部队高强度训练预防中暑专家共识 [J]. 空军医学杂志，2019，35（04）：283-288.

[18] 李向晖，侯世科，樊毫军，等. 玉树地震灾害紧急医疗救援的难点与对策 [J]. 中华医院管理杂志，2010，26（8）：580-583.

[19] 彭伟，罗勇军. 急性高原反应诊断及治疗研究进展 [J]. 人民军医，2017，60（2）：198-201.

[20] 倪啸晓，谢秋幼，何艳斌，等. 便携式软体高压氧舱的应用现状与前景 [J]. 江苏医药，2015，41（2）：188-191.

[21] 陈怡，李洁廉，张艳，等. 地震废墟掩埋100h 以上饥饿伤员的营养治疗 [J]. 场外与肠内营养，2010，17（1）：44-45.

[22] 胡晓芸，刘强，刘春，等. 3·28透水事故医疗救治应急预案效果分析 [J]. 中国急救复苏与灾害医学杂志，2011，6（5）：402-404.

[23] 王万春. 全国名老中医喻文球蛇伤临证治验 [M]. 北京：中国中医药出版社，2021.

[24] 李其斌，吕传柱，梁子敬，等. 2018 年中国蛇伤救治专家共识 [J]. 蛇志，2018，30（4）：561-567.

[25] 中华中医药学会外科分会. 毒蛇咬伤中医诊疗方案专家共识（2016版）[J]. 中医杂志，2017，58（4）：357-360.

[26] 殷文武，王传林，陈秋兰，等. 狂犬病暴露预防处置专家共识 [J]. 中华预防医学杂志，2019，53（7）：668-679.

[27] 周航，李昱，陈瑞丰，等. 狂犬病预防控制技术指南（2016 版）[J]. 中华流行病学杂志，2016，37（2）：139-163.

[28] 中国毒理学会中毒与救治专业委员会，中华医学会湖北省急诊医学分会，湖北省中毒与职业病联盟. 胡蜂螫伤规范化诊治中国专家共识 [J]. 中华危重病急救医学，2018，30（9）：819-823.

[29] 俞文兰. 有毒植物中毒的诊断与处理原则 [J]. 中国临床医生，2004，32（6）：11-12.

[30] 张文武，朱华栋，王立军，等. 急诊内科学. 4 版. 北京：人民卫生出版社，2017.

第三章

消防科普案例
报道

第一节 电动自行车充电火灾案例报道

一、案例报道

2020 年 11 月 28 日 2 时 56 分，安徽省芜湖市消防救援支队指挥中心接到报警，芜湖市弋江区某公寓一楼制冷设备维修服务部发生火灾。经全力扑救，火灾于当日 4 时 15 分左右全部扑灭，火灾过火面积约 100m²，造成店铺内留宿的 3 人死亡。经火灾事故调查，情况如下：

（一）基本情况

1. **建筑情况** 起火场所为芜湖市弋江区某小区，建筑共 23 层，高度 79.5m，地上一层为商业，地上二层及以上为单身公寓，总建筑面积为 22 019.9m²。建筑为钢筋混凝土结构，南北椭圆形建筑，坐南朝北，西邻九华南路，北靠小区道路，南靠商业街道路，西邻高层住宅楼。

2. **起火场所情况** 起火场所位于地上 1 层，建筑面积约 70m²。

工商信息：该制冷设备维修服务部主要经营家电安装、售后服务。

3. **火灾扑救经过**　市消防救援支队指挥中心 11 月 28 日 2 时 56 分接到报警，弋江区汇成名郡峻琦制冷设备维修服务部发生火灾。支队先后调集 4 个消防站、8 辆消防车、46 名消防指战员参加此次火灾扑救，支队全勤指挥部遂行出动。经全力扑救灭火，4 时 15 分明火被扑灭。

4. **人员伤亡**　此次火灾，消防救援人员共疏散被困人员 100 余人，火灾造成 3 人死亡，均为青年女性。

（二）火灾原因调查

1. **组织管理**　成立专项调查组，芜湖市消防救援支队在总队的指导下，抽调全市火调业务骨干成立火灾事故调查组，开展走访询问、视频分析、现场勘验等调查工作。合理分工，信息不断交互、印证，调查工作忙而不乱、严谨有序。各小组每半天进行会商讨论，汇报工作进展情况，交流取得的信息，确定下一步工作方向，确保调查工作始终高效，调查组用 4 天时间基本查清了事故原因。

2. **现场勘验**　通过环境勘验，发现位于 103 号门面南侧 5m 范围内有 5 辆烧损的电动自行车，电动自行车及门口摆放的大量洗衣机可燃零部件均已烧毁，附近未发现烟囱飞火或其他外来火源。位于建筑东南角距门面东侧立柱 15m、高 5.2m 处有一监控探头。通过初步勘验，门面外部西侧门框外墙上部两块瓷砖剥落，夹层的钢结构南部变形较北部严重，变色情况西侧较东侧严重。西侧墙面由北至南混凝土层脱落逐渐加重，西南侧墙面钢筋已裸露，且出现变形和变色痕迹，顶部抹灰层大面积脱落。北侧钢制扶梯未显著变形，东侧家电烧毁，金属变色相对较轻。西侧靠墙上部有烟熏痕迹，对应墙角有一照明灯线，外表面保护套管已烧毁，线路出现断股，四股导线的端头呈尖状熔痕。从门口向内数第二排和第三排空调外机地面处有一插线板电源线，插线板塑料件已熔化变形，电源线中间距离插头1.7m处有缠绕线路。通过初步勘验，可以得出火势是从西向东蔓延，从南向北蔓延。

3. **询问调查** 走访询问组对起火场所周边30余户走访调查，对场所经营者及员工等7人制作询问笔录16份。掌握相关人员行动轨迹、场所内物品摆放功能布局等情况。通过询问得知电瓶车平时晚上在户外充电，用插线板从室内取电。

4. **专项勘验** 2具遇难者遗体位于场所夹层，距北侧墙体约5.5m，距东侧墙体2m。1名遇难者遗体位于场所一层西北侧厕所内。夹层内尸体表面皮肤均已炭化骨头外漏，面部已无法辨识，厕所内尸体表面衣物部分完好皮肤未出现炭化。插线板塑料件已熔化变形，内部铜片均呈分离状态，电源线中间距离插头1.7m处绝缘层烧损，侧边伸出的铜导线存在裸露和断股，铜金属表面有凹坑状熔痕。视频分析组提取了周边视频监控60余小时，印证了人员行动轨迹。

5. **检验鉴定**

（1）**视频证据：**根据所送视频检材分析，该起火灾的起火部位位于安徽省芜湖市弋江区峻琦制冷设备维修服务部进门内西侧通道处，起火时间为北京时间"2020年11月28日2时49分09秒"。起火时未见有可疑人员在起火部位周边有异常行为；起火前未见空中有飞火、飘落物等外来火源。该起火灾在给店外电动自行车充电线路区域出现了异常闪爆现象，符合电气线路故障引发火灾的特征。

（2）**电气线路物证鉴定结论：**经金相分析，门面西南角墙面处多股铜导线为火烧熔痕，门面西南角地面插线板电源线熔痕中有一次短路熔痕。

（3）**用电分析：**供电公司读取该户智能电表数据，显示火灾发生之前功率曲线的变化（由 0.124 5kW 降低至 0.048 2kW），推断出：火灾发生前电瓶车在充电，所以有电表功率逐渐下降的现象。

（4）**尸检结论**：依据芜湖市公安司法鉴定中心检验分析意见：邱某某、于某和张某某三名死者，符合火灾中死亡特征。

（5）**证据链汇总**：通过走访询问，掌握了相关人员行动轨迹、场所内物品摆放功能布局、电瓶车充电等情况；通过现场勘验，掌握火势蔓延方向、确定起火部位、起火点；通过检验鉴定，包括视频分析、电气线路鉴定确定起火时间、起火原因；通过用电分析，佐证了前面的各项调查结果。

（6）**延伸调查情况**：芜湖市政府成立事故调查组，消防支队为副组长单位，对事故进行全面调查，重点调查建筑情况、是否有消防技术服务机构从业、业主委员会和物业管理公司消防安全责任划分情况、区政府、部门、街道办事处、社区、派出所、等单位消防工作开展情况。并依据调查情况明确责任追究人员范围，提出处理建议、整改建议和防范措施。

（三）事故认定

（1）**起火时间的认定**：根据"视频分析意见"认定起火时间为北京时间 2020 年 11 月 28 日 2 时 49 分许。

（2）**起火部位的认定**：根据"视频分析意见"和现场勘验的认定起火部位为一楼西南角。

（3）**起火点的认定**："视频分析意见"爆闪光源应位于峻琦制冷设备维修服务部进大门内西侧通道低位区域。现场勘验：距西墙 0.8m，距南面玻璃门 1.3m 的地面区域处

（4）**起火原因的认定**：根据"视频分析意见"和"物证鉴定书"结果，综合认定起火原因为电气线路短路引燃周边可燃物引发火灾。

（5）**事故的直接原因：**该建筑为住宅，非公共建筑。弋江区峻琦制冷设备维修服务部底层西南角地面插线板电源线电气线路短路引起火灾。

（6）**间接原因：**弋江区峻琦制冷设备维修服务部经营者消防安全意识淡薄、物业管理股份有限公司芜湖分公司落实消防安全责任制不到位、地方政府及有关部门消防安全监管不到位。

二、科普预防

近年来，电动自行车、电动摩托车、电动三轮车等车辆以其经济、便捷等特点，逐步成为广大百姓群众短距离出行的重要交通工具，保有量迅猛增长。但由于安全技术标准不健全、市场监管不到位、存放充电方面问题突出等原因，电动车火灾事故频发。电动车火灾大部分都是在充电时发生的，本案例通过科学鉴定，证实了火灾是由电动自行车插线板电源线电气线路短路引起火灾。

（一）原因分析

电动车起火的原因很复杂，电动车自身线路老化、电池短路、充电器不匹配、过度充电都可能造成起火。电动车充电时最大风险点；电动车常见的火灾原因分析电动车电器件及接触连接件局部过热、升温过快易引发火灾。此外，由于电动车电器件组装不到位，导致接触件连接不紧固，在行驶中震动易发生接触件松动；有的电动车接触件未做防水处理，一旦进水则连接处发生氧化污染，导致接触电阻增大；有的厂家盲目降低成本，选用质量低劣的接触件，给电动车安全留下先天隐患。其次，充电器及其线路发生故障质量低劣的充电器容易发生击穿等故障引发火灾，有些充电器线路由于经常缠绕、拉扯、老化等原因造成绝缘层破损引发短路，还有的充电器插头与插座板接触不良也容易引起火灾。此外，用户私自改装

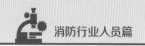

以及不恰当的维修保养同样会造成电动车线路故障引发火灾。还有，电动自行车产品质量不按标准或者降低标准生产电动自行车及蓄电池、充电器等配件。电动自行车流通销售无合格证、伪造、冒用认证证书电动自行车及蓄电池、充电器等配件。违规进行电动自行车维修改装也是安全原因之一。

（二）电动自行车的正确使用与管理

电动车起火为何一般发生在夜间？根据本案例分析和过往的案例来看，电动车火灾伤亡事故一般发生在晚上充电的过程中。大多数电动车车主一般下班回家就为电动车充电，次日早上上班时拔下电源，连续充电时间一般超过 12 小时。而电动车一次充电最多 10 小时，如果充电时间过长，容易引起电瓶起火或爆炸。很多人都是在楼道内夜间充电，电动车放在楼道内，直接把逃生通道切断了。电动车燃烧实验证明，一旦电动车燃烧起来，毒烟迅速向上蔓延，很快会导致整幢楼陷入毒烟密布的状态，极易造成人员伤亡，甚至群死群伤火灾事故。而且晚上这个时间段都是人们熟睡的时候，即使发现了，往往也没有时间逃离。

因此，应当规范管理电动自行车停放与充电区域，落实电动自行车停放、充电安全保障措施。不得在建筑首层门厅、楼梯间、共用走道以及地下室半地下室等室内公共区域，占用、堵塞疏散通道、安全出口。严格检查及管理电动自行车蓄电池、充电器老化或破损，充电线路乱拉乱接，充电设施安装不规范等现象。

（三）预防措施

预防电动自行车引发的火灾，首先要重视电动自行车的质量，不能改装电动车关键结构。购买电动车及充电器时，应注意选择正规厂家产品，切莫图便宜而忽略产品质量。其次，要经常维修检查，杜绝蓄电池超时限过度充电，充电时一定要远离易燃物品，并将充电器放置在比较容易散热的地方，充电时间控制在 8 小时以内。第三，尽量避免在雨天、积水路段行驶，以防止电机进水，充电时短路起火牢记立刻断电。最后要遵守停放、充电安全保障规定。

第二节 底层商铺火灾案例报道

一、案例报道

2020 年 7 月 8 日 5 时 07 分，贵阳市消防救援支队接到报警，贵阳市花溪区孟关汽配城某商铺发生火灾。消防指战员经奋力扑救最终控制住火灾蔓延，并于火灾现场搜救出 7 人，遗憾的是 7 人均已无生命迹象。经火灾事故调查，情况如下：

（一）基本情况

1. **建筑情况**　火灾发生于贵阳市花溪区孟关汽配城某商铺，该铺面单层面积约 35m²，一层为门面，高 5.8m，搭建有夹层用于仓储和住人，二层、三层用于厨房和住人，内部设有一部楼梯。是一个典型的集经营、仓储、住宿为一体的"三合一"场所。

2. **人员伤亡**　从商铺二楼搜救出 3 名遇难者，三楼搜救出 4 名遇难者。

（二）火灾原因调查

1. **现场勘验**　调查发现，起火点位于商铺夹层木床处，发生火灾的直接原因是木床上 USB 充电设备故障打火引燃周围可燃物所致。调查人员从火灾现场提取了设备残骸，并经现场燃烧测试，发现充电设备的塑料部件未经阻燃处理，是典型的劣质电器。住户将该充电器放置在床上给手机充电，故障打火后，很快引起床单等可燃物起火，最终蔓延成灾。同时发现，商铺存在违规住人现象，该铺面单层面积约 $35m^2$，一层为门面，高 5.8m，搭建有夹层用于仓储和住人，二层、三层用于厨房和住人。

2. **人员遇难原因**　主要原因考虑为通天楼梯窜毒烟导致遇难者窒息死亡。该起火商铺内部仅有一部室内楼梯联通，且未进行防火分隔，是典型的通天楼梯，楼内发生火灾后，火势及烟雾都将迅速沿楼梯蔓延至所有楼层。同时商铺内部还储存了大量的汽车坐垫、海绵等物品，这些物品燃烧产生含有氰化物等有毒烟气，导致商铺内的住户短时间内中毒窒息，丧失逃生自救能力。另外，火灾自动报警系统和自动喷水灭火系统失灵，未能发挥应有作用。

二、科普常识

火患猛如虎，警钟需长鸣。近年来，许多中小城镇各种商业门面房如雨后春笋般涌现。城镇新建的沿道路的建筑，其建筑底层绝大部分为商业用房，城镇原有的沿街建筑底层大都也改建成了商业用房，此类建筑虽然楼层不高、分隔面积较小，但由于其在新建、改建、扩建和内部装修的消防设计上呈现一些新特点，出现了一些新问题，因未能很好地解决而导致火灾事故不断。主要引发火灾的危险因素有：

（一）底层分包

底层建筑到了租赁户或经营户手中，一般情况下可分隔成 2 层，楼层高的甚至可分隔成 3 层，有的甚至可在中间形成一个小中庭。改变了原建筑格局的同时，消防安全没有同步跟上。

（二）经营项目的多样性

底商常被设置为：超市、副食店、饮食店、美容美发店、网吧、打字复印店等，且商业门面房改建公共娱乐场所和易燃易爆场所的屡见不鲜。经营品种项目的多样性使得火灾荷载有大有小，不同的店铺用火、用电、用气标准不一，消防监管困难。

（三）装修材料的多样化

商家为了商业需要，最大限度地吸引顾客而赢利，商业门面房往往因造型和突出艺术效果而采用大量可燃装修材料进行装修改造。

（四）随意性改造装修

改造过程随意性现象突出，忽视了消防安全。"下店上宅、前店后宅"，集生活、经营、仓储多种功能于一体的"三合一"改造场所火灾时有发生，消防安全隐患极大。这样的情景在沿街铺面最为常见，看似普通平常，一旦着起火来，往往伤亡惨重。

（五）消防设施成摆设

很多商家为了通过消防检查，购置了一些消防设备，但对正确安装与规范使用却疏于管理。本案例中，发生火灾的商铺位于贵阳孟关汽配城 A 区，按照设计规范，这里的商铺都是装有火灾自动

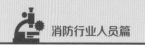

报警系统和自动喷水灭火系统的。但火灾发生当天，火灾自动报警系统故障，未能联动，自动喷水灭火系统损坏，也未发挥应有作用，最终造成火灾蔓延扩大。

三、预防措施

"夹层住人、前店后宅、下店上宅"的商铺十分普遍，其所带来的消防安全风险不容忽视，该如何预防火灾事故发生呢？

（一）生活经营要分开

统一规划的商铺门面内，不要设置人员住宿等场所；村居民自建房存在"下店上宅、前店后宅"情况的，经营区域与生活区域应使用防火隔墙、防火隔板、防火门等进行完整分隔。

（二）疏散通道要畅通

商铺内不要堵塞、锁闭、占用疏散逃生通道和逃生出口；在疏散逃生通道、外窗上设置卷帘门、铁栅栏、防盗网时，应预留可从内部开启的逃生口；人员生活、住宿的区域应当设置直通室外的安全出口。

（三）堆放货物要注意

商铺门面内，货物的堆放要远离厨房、远离明火、远离大功率用电设备；严禁在楼梯间、疏散通道处堆放货物，严禁存放烟花爆竹、汽油、酒精等易燃易爆危险物品。

（四）用火用电要规范

用火用电要加强看护，做到人走火灭、电断；电气线路应由专业电工进行敷设，切实做到不私拉乱接电线，不超负荷用电，不在屋内为电动车充电，特别是不要贪图便宜购买使用假冒伪劣电器产品和插线板。

（五）消防设施要完好

商铺内安装有报警、喷淋等消防设施的，要经常检查测试，确保完整好用；商铺经营单位或物业管理部门要委托有资质的公司进行消防设施维保；自建房用作经营场所的，应安装简易消防设施，配备灭火器、灭火毯等常用消防器材，尽可能降低火灾风险。

第三节　石化企业储油罐火灾案例报道

一、案例报道

2021 年 5 月 31 日 15 时 10 分，河北沧州南大港产业园区东兴工业区鼎睿石化有限公司重油储罐发生火灾。火灾期间共发生沸溢喷溅 19 次，火柱最高时达 200 余米，直接经济损失 3 872.1 万元。经过 1 500 余名消防指战员长达 84 小时的艰苦鏖战，扑火行动至 6 月 4 日 2 时 30 分，工业区内着火的储油罐全部被成功扑灭。该起爆炸火灾处置是我国石油化工火灾扑救史上难度系数特别高的一次，也是燃烧储罐数量最多的一次成功消防案例，近日该起火灾事故调查报告公布，经火灾事故调查，情况如下：

（一）基本情况

沧州市南大港管理区鼎睿石化有限公司于 2012 年成立，法定代表人为迟龙岗，注册资本为 3 000 万元人民币，经营范围包含，生产、加工重油、燃料油、石油沥青等。起火时间为：2021 年 5 月 31 日 15 时 10 分，起火后，南大港产业园区管委会立即启动应急预案，着火点 1km 范围内企业已经停产，人员全部疏散，交警部门对周边道路进行管控。应急管理部、河北省委省政府、河北省应急管理厅、沧州市委市政府及相关部门负责同志第一时间赶到现场指挥救援。消防、公安、应急、环保等相关部门全力开展处置工作。应急管理部指挥 1 500 余名消防指战员经过长达 84 小时的艰苦鏖战，扑火行动至 6 月 4 日 2 时 30 分，厂区着火储油罐全部被成功扑灭。火灾未造成人员伤亡，直接经济损失 3 872.1 万元，涉事企业相关人员已被控制。

（二）火灾原因调查

1. **事故直接原因**　经调查认定，"5·31"火灾事故是一起非法储存、违规动火引发的较大生产安全责任事故。未在油气回收管线安装阻火器和切断阀，违规动火作业，引发油气回收管内及储油罐顶部的可燃气体发生闪爆，引燃罐内稀释沥青，是事故发生的直接原因。

2. **事故间接原因**　事故单位在储罐建成未验收的情况下，擅自投入使用，非法储存稀释沥青。

3. **管理因素**　事故单位安全生产主体责任不落实，①违反《化学品生产单位特殊作业安全规范》的规定，作业前未进行危险有害因素辨识，未制定并落实安全措施，未对设备、管线进行隔绝、清洗、置换，未进行动火分析，未对作业人员进行安全教育和安全交底，未办理动火作业审批手续，未安排专人监火，违章指挥未取得特种作业资格的人员冒险作业。②未落实隐患排查治理主体责任，未按照"防风险、除隐患、保安全"安全生产大排查大整治工作要求，开展隐患排查整治。③渤海新区、南大港及东兴工业区落实安全监管属地责任不到位，对南大港及东兴工业区安全生产和"打非治违"工作督促检查不到位。南大港产业园区及东兴工业区开展安全生产大排查大整治工作不深入、不彻底，未有效落实"打非治违"属地责任，对事故单位非法储存的行为失察失管。对此次事故的相关责任人将被移交司法机关处理。

二、重大化工事故案例回顾

近年来，重大化工事故爆炸案例多次发生，其中以"2015 天津港爆炸事故""2019 江苏省盐城响水爆炸事故"影响较大。

以天津港爆炸事故为例，2015 年 8 月 12 日 22 时 51 分 46 秒，位于天津市滨海新区吉运二道 95 号的瑞海公司危险品仓库运抵区最先起火，23 时 34 分 06 秒发生第一次爆炸，23 时 34 分 37 秒发生第二次更剧烈的爆炸。两次爆炸分别形成一个直径 15m、深 1.1m 的月牙形小爆坑和一个直径 97m、深 2.7m 的圆形大爆坑。以大爆坑为爆炸中心，150m 范围内的建筑被摧毁；堆场内大量普通集装箱和罐式集装箱被掀翻、解体、炸飞。事故造成多人遇难，多处建筑物、车辆、集装箱受损严重。事故原因：瑞海公司危险品仓库运抵区南侧集装箱内硝化棉由于湿润剂散失出现局部干燥，在高温（天气）等因素的作用下加速分解放热，积热自燃；引起相邻集装箱内的硝化棉和其他危险化学品长时间大面积燃烧，导致堆放于运抵区的硝酸铵等危险化学品发生爆炸。硝酸铵是这起事故造成重大人员伤亡的元凶。

2019 年 3 月 21 日 14 时 48 分许，位于江苏省盐城市响水县生

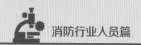

态化工园区的天嘉宜化工有限公司发生特别重大爆炸事故，造成多人遇难，直接经济损失近 20 亿元。事故调查组查明，事故的直接原因是天嘉宜公司旧固废库内长期违法贮存的硝化废料持续积热升温导致自燃，引发爆炸。

三、科普与预防

（一）危害性

石油化工企业生产存储的物料具有易燃、易爆有毒、有腐蚀性等特点，一旦发生事故不仅威胁到人的生命安全，同时对大气和水土环境造成污染。化工企业火灾爆炸事故全国各地都有发生，原因多样而且复杂，事故时有发生，而且经常重复发生。化工火灾爆炸事故的恶性后果，使化工企业的安全状况始终处于被动状态。给社会增加了不安定因素。

（二）事故主要原因

石油化工企业事故的主要原因有：化工企业原料多变，生产条件变化较大；化工生产工艺复杂，操作控制点多，而且相互影响。化工生产设备种类多，数量大，开停车频繁，检修量大，自动化程度偏低。部分化工企业工人、干部安全技术素质与防范事故能力不高；执行操作规程、检修规程的严肃性较差。从工艺设备、生产维修到设计管理，经常有漏洞发生。如出现系统负压、系统串气，空气与可燃气体混合，或者设备管道动静密封处泄漏，造成可燃气体外泄，容易与空气形成爆炸性混合气体，导致化工火灾爆炸事故发生。

（三）防控措施

1. 技术工艺 重点做好安全设计工程，要采用先进的工艺技术，控制好正常的操作温度、压力、液位、成分、投料量、投料顺序、投料速度和排料量、排料速度等，采用技术水平高、可靠性强的防火防爆措施，选用安全的工艺指标，加强设备管理，做好危险品的管理。

2. **管理措施** 做好石化企业的消防管理工作十分重要。化工企业安全生产技术规程是多年来安全生产的经验总结，必须严格按着规程进行作业，严格按照安全管理工作规定办事，按照规定的时间、指定的路线进行巡回检查，推广现代监测工具的普及使用。

3. **及时扑救初期火灾** 化工事故初始阶段的灭火非常关键，及时发现、及时正确扑救十分重要。应根据不同着火情况采用不同措施：①可燃气体着火：应立即切断电源，如果气源是压力容器或压力管道，应在与火场切断后设法卸掉压力。如果气源是高温设备或高温管道，应立即喷水冷却；如果气源是压缩机，应立即切断电源并设法卸掉压力。如果火势不大，管口可用湿麻袋、石棉布扑压或使用二氧化碳、干粉灭火机。在扑救过程中应特别注意的是：在卸压排空时注意风向，防止放空、排污等增加火场可燃气体的量，导致火焰蔓延；防止有压力的可燃气体燃烧不完全与空气混合，形成混合物爆炸。②可燃液体着火：初起时可使用泡沫、干粉等灭火机；有时用湿麻袋、石棉布、黄沙，效果亦比较理想；如果火势较大，可使用蒸汽；如果液体比重比水小，切忌用水，以防火势蔓延。可燃液体贮罐着火，应一方面用泡沫、干粉等控制火势，另一方面用水冷却罐体。要及时切断贮罐物料的来路和去路。如果贮罐内的可燃液体有毒，应在上风方向扑救；有条件的应佩戴防毒面罩和氧气呼吸器，避免救火时造成人员中毒。③电气设备、线路着火：首先，要及时切断着火处的供电电源，同时使用干粉灭火机灭火。④库房着火：应使用干粉灭火机控制火势，积极组织人力搬走易燃物品，如果库房物质遇水不会受损或燃烧，可以用水灭火。在

209

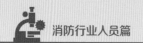

火势不大时，严禁打开门窗，以免扩大火势。

石油化工企业应当吸取该次事故及历史上的经验教训，加强消防安全管理，高度重视防范化解危险化学品系统性的重大安全风险，强化危险废物监管，严格落实企业主体责任，推动化工行业转型升级，加快制修订相关法律法规和标准，提升危险化学品安全监管能力，避免此类事故再次发生！

参考文献

[1]　王畅.危化品爆炸事故现场处置及预防浅谈[J].法治与社会，2014，（05）199-200.

[2]　任常兴，张发.危化品火灾的预防与处置[J].现代职业安全，2015（11）26-29.

55检